筋膜修復瑜伽

舒緩全身痠痛、達到身心平衡的**軟木按摩法**

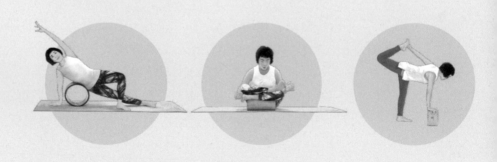

作者

陳積善 資深瑜伽老師

黃瑞欣 軟木筋膜放鬆運動發起人

推薦序

筋膜舒暢百病消

　　談起痠痛，可以說沒有人沒經歷過身體某個部位或甚至是全身性的痠痛。痠痛可能跟氣血不通有關，是的，痠痛跟氣血循環不良有關，而氣血循環又跟筋膜的健康有關，當筋膜不健康時，氣血就不能暢通。

　　除此之外，在近十年來的醫學研究裡，發現當筋膜不健康時，所引起的不僅僅是痠痛而已。舉凡我們常見的如：整個頭都痛、偏頭痛、頭悶痛、枕骨頭痛、頭暈、掉髮、眼壓高、青光眼、黃斑部病變、白內障、乾眼症、假性近視、臉部中風、咬合不順、顏面緊繃、顏面神經抽搐、聽力減退、耳鳴、眩暈、梅尼爾氏症、鼻竇炎、過敏性鼻炎、乾咳、咽痛、聲啞、頸部周轉不靈、痠痛、僵硬、落枕、心肺功能衰退、心悸、心律不整、高血壓、呼吸不暢、氣喘、胸悶痛、肋痛、胃部相關疾病、消化不良、脹氣、腸蠕動不正常、便祕、拉肚子、腸胃痛、經痛、大小便不正常、性功能障礙、不孕症、習慣性流產、產後漏尿、慢性腎炎、睡眠障礙、容易疲勞、老化、記憶力減退等，也都跟筋膜沾黏或不健康有關。甚至有些研究也顯示，癌症與情緒問題，如緊張焦慮、情緒低落、憂鬱症等，也都跟氣血不通暢有關，也就是跟筋膜沾黏或不健康有關。

　　依據研究，導致筋膜沾黏或不健康的主要因素有：1. 發炎 2. 細菌或病毒感染 3. 手術 4. 勞損，細胞壞死，能量不足 5. 太久沒動和姿勢不

正 6. 毒素與雜質累積過多 7. 情緒問題 8. 營養問題。沾黏的主要類型有 1. 筋膜沾黏 2. 細胞沾黏 3. 手術位置沾黏 4. 發炎部位沾黏 5. 肌肉及各種組織太久沒動或姿勢不正的沾黏 6. 神經與關連組織的沾黏等。

　　在實務上，筋膜沾黏的改善方法有如下幾種：1. 針對導致沾黏的因素來處理；2. 適當的運動 3. 練習適當的呼吸法及氣功 4. 適當的按摩拍打與撥筋（包括用軟木球、軟木滾輪、軟木棒、軟木磚等的調理）5. 喝適量的水 6. 愉悅的心情 7. 純淨的飲食調理 8. 適當的斷食 9. 嚴重者可藉由中藥調理和西醫手術，也可透過適當的骨架矯正等正骨療法。

　　在上述方法中的第四項，用適當的按摩拍打與撥筋（包括用軟木球、軟木滾筒、軟木棒、軟木磚的調理），是一項非常實際又好用的方法，經由正確的方法，有耐心的去調理，其效果馬上立竿見影，而且不難也不危險。更特別的是，用此法調理是非常享受的，而且還可以達到骨架矯正與筋膜歸位的功效。當骨架與筋膜都歸位後，氣血自然通暢，氣血通了就可以補氣血，增強及調節免疫力，還可改善心緒、消除百病、養顏美容、減緩衰老。

　　本書作者陳積善老師，以一位從癌症康復的過來人角色，為我們分享，她如何透過軟木球、軟木滾筒、軟木棒、軟木磚的調理，走出璀璨的新人生，真的是不可多得。陳老師非常務實且用心，她以個人的實際經驗和教學經驗、學習經歷來解說調理的方法和理論，一定對大家有非常大的幫助，而且會讓大家更具有信心。

　　當然健康不是一蹴可及，更不是只靠軟木球、軟木滾筒、軟木棒、軟木磚的調理，就能達到完全的健康，其實還需要配合的部分，還相當的多，諸如信念與觀念的調整以及不良習慣的改變。祈願我們一起努力，從疾病或亞健康的狀態，走向身心靈完全的健康，斯為禱！

喜悅之路靜坐協會前理事長
邱顯峯

推薦序

透過筋膜放鬆，提升身體自癒力

認得積善老師時，她已經是乳協的愛波專線志工，她在乳癌治療期間，曾經接受過愛波諮詢志工的陪伴，因此癒後行有餘力，她歡喜的來到乳協擔任志工，給予後續病友姐妹們溫暖且貼心的幫助。

因緣得知她是一位瑜伽老師，便誠摯邀請她來擔任乳協好心情工作坊瑜伽班的老師。因為積善老師走過那段艱辛難熬的　治療副作用，她除了用自己專長的瑜伽，也研究了經絡、筋膜，一點一點修復自己的體力，走過漫漫治療過程，也因此整合出一套適合乳癌姐妹的「修復瑜伽」。

乳癌姐妹因治療而失眠、睡眠品質不好，吃抗荷爾蒙藥，引起骨質疏鬆、更年期症狀等許多治療的後遺症，積善老師都感同身受。透過本書，積善老師以淺顯易懂的圖文，教我們藉由身體的痠痛，認識激痛點（沾黏、氣結），運用各種輔助具及瑜伽體位，用於身體的經絡、筋膜，調節呼吸、伸展，以推、壓、按、揉等手法，學習身體的放鬆與舒緩，進而提升身體的自癒力，重拾健康！我很榮幸能為她寫序，謹此與每位讀者共勉之！

中華民國乳癌病友協會 前理事長／現任副理事長
黃淑芳

作者序—陳積善

驗出惡性腫瘤？！
從失去鬥志到勇敢面對！

　　一直以來我都很注意自己身體，為什麼還會有惡性細胞？滿腦子的混沌，我感到非常茫然？！開刀切除腫瘤出院後，我選擇繼續工作，身體仍有滿滿的疲累感。在第一次回診時，才知未來的治療還有很長的路要走，突然有個念頭喚起「不要治療受苦，直接等死好了」，這和一開始想勇敢面對的心情，完全背道而馳。在門診時，看到病友因辛苦的治療而失去鬥志，心情也跟著受影響，我會不會也和她一樣，最終選擇逃避而放棄治療呢？那沉重的負擔，讓同是病友的我更有所感。

　　是挫折還是淬煉端視個人轉念，我很慶幸有家人和摯友的陪伴、鼓勵與支持，因此為了家人告訴自己要勇敢接受和面對事實。

化療期間的無助和恐懼

　　當化療藥物進入身體後，使身體發熱難眠，比懷孕時還難受。面對人生的重大轉折時，是要勇往直前？還是選擇軟弱逃避？都在那一念之間！如同呼吸般，在吸與呼的暫時停留之間，該往何處去？然而當我們去除慣性思考時，常常會出現靈光一閃，讓生命的選擇更具智慧，或許這就是神性的恩典。

化療期間，必須勉強自己每隔二小時就要進食，否則連走路的力氣都會沒有。當看見自己拿著湯匙的手抖動不停時，這種虛弱無助感令我非常焦慮與恐懼，眼淚差點奪眶而出。我必須跳脫自哀自憐的迴圈，只能說服自己要多休息，多吃營養的食物，補充滿滿的體力，才能繼續與一次次的治療搏鬥。

化療的副作用常會把自己給嚇著。說真的，這時候更不能慌！一位朋友提醒我：「妳正在體驗生命如何創造奇蹟，正面又樂觀的天使，在生病中依然有神性的光輝，記得持續在每個當下，與內在神性連結，它會給妳指引，持續靜心，源頭之愛，大我的平靜。」當下給了我一股堅持下去的力量。

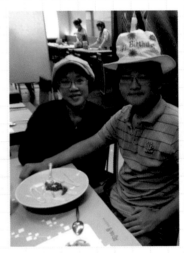

▲ 化療期間面臨兒子入伍服兵役。

瑜伽老師也是會生病的

我會開始鍛練瑜伽體位法，是因為有憂鬱症和甲狀腺低下等身體狀況，無法持續工作才去學習瑜伽，練習半年後開始學習往專業瑜伽老師的目標邁進。在罹癌前，下班後和假日一定衝去瑜伽會館或各式工作坊，練習各門各派的技能和技巧。在 2009 年遠赴印度取經後，與此次同行的瑜伽朋友產生了深厚的情誼，回台後每個月固定聚會和交流，爾後在我化療期間仍不離不棄地相攜相伴。

在秋天帶著一點點涼意的氣息中，天空透著幾許陽光，伴著徐徐微風，練起體位法，抬頭仰望 101 時，看著鴿群飛過天際，享受和宇宙大自然的身心靈交會，讓人全身舒暢。領悟一念消逝、一念再起，人

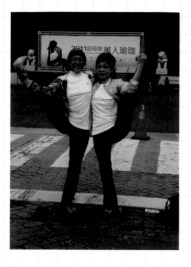

▶ 很感謝她的支持和鼓勵，讓我鼓起勇氣拖著化療中的身體，參加萬人瑜伽大會。

總是不斷地在那心念上轉折與周旋。

　　如今常會想起，在 2011 年萬人瑜伽大會時，一起參與的瑜伽老師於 2015 年因食道癌離世。憶起之前 2009 年到 2015 年間，常聽到她慣性咳嗽，提醒她要去檢查身體，總是被她反駁說「沒事」。當出現吞嚥困難時已是末期，但不願意接受化療只接受開刀，她只想每天開心地生活，把歡樂帶給所有人。在往生前的一個月，癌細胞已轉移至骨頭，但仍不畏辛苦的忍痛爬樓梯到我家聚會，不曾聽到她一句埋怨。感念她不離不棄地相攜相伴，也提醒大家早期篩檢、早期治療的重要性。

在人生苦的十字路口上，是要放棄往前？還是咬緊牙關前進？

　　化療結束後，開始要接受長期抗荷爾蒙藥物治療。吃，會有子宮內膜增生的副作用；不吃，會有復發轉移的可能。吃與不吃，都讓許多癌友忐忑不安。我猶豫了一個月才開始服用藥物後，出現了熱潮紅、睡眠中斷、精神不佳和情緒問題等等，著實讓身體無法適應。當身心感到受盡折磨時，還有什麼心情談人生方向，每天只想躺著休息，但大腦仍不斷地胡思亂想。憶起化療時把軟木瑜伽磚當枕頭躺著，那時壓過的位置都感到好痛，但那些痛都不及心中的苦。當時身體虛弱無力，常會不知不覺地睡著了，感覺到軟木瑜伽磚暫時解決了我的睡眠問題。

開始認識到軟木的好處

當我發現軟木瑜伽磚能幫助我解決睡眠問題後，開始每天都依賴著它，用以放鬆不舒服的部位。若是強度不夠，再加上瑜伽輪棒伺候，時壓時滾，經過約三個月後，發現因開完刀後出現身體歪斜的現象得以調回，而且精氣神也提升了。當時可說是心喜若狂，如獲至寶，於是開始分享自己的經驗。

終於軟木材質開發出更多不同功能的輔具，在不斷自我精進和調整教學方式下，運用壓、滾、揉、捻、撫等手法使用輔具，只要運用得當，就能發揮自我筋膜放鬆的效果，讓瑜伽動作達到更有深度的伸展和放鬆，負面情緒也自然消融。

內在恐懼和焦躁不安，怎麼辦？

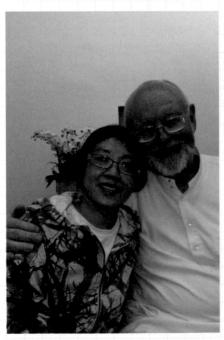

在發現癌症的第一年，心理上的困惑大於身體上的折磨，在家人及摯友的陪伴下，逐漸地接受病痛與老死是人生必然的事實。心中仍時常出現焦躁不安和恐懼感，於是天天都要大掃蕩累積下來的負面情緒，為自己創造更加逍遙自在的人生。

當人生出現重要考驗時，我告訴自己不要逃避，勇敢且直接的面對。如同電影《少年 Pi 的奇幻漂流》裡的少年 Pi 一樣，直接面對老虎的威脅，當猛獸退縮後，看到的是一個無限的未來。所以唯有跳脫對「死亡」的恐懼，才能在病痛中浴火重生。

▲ 和 Stomaji 結緣，引導我排除心中不安的情緒和思緒。

堅定不移的決心使人偉大，無論
一個人是如何的微不足道，皆可因他
的決心而成就偉大。如果你抱持著堅
定的決心去實現你的目標，你一定會
變得偉大。沒有堅定的決心，你無法
成就任何偉大的事業。

　　雪莉　雪莉　阿南達慕提

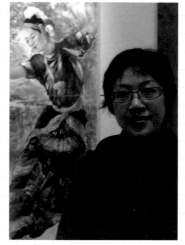

▲ 女兒的畢業展，讓我燃起
　對生命的熱情。

讓內在身心與外部環境做和解，不再相互糾結

　　剛開始回診檢查時，數據在正常
值範圍內，但身體仍感覺到沉重且懶散不想動。越是如此，越是堅持
每天早晚施壓按摩痛點，因此睡眠的困擾減少，體力也一天比一天好
轉起來。

　　但老天爺加諸在我身上的考驗不僅於此。本以為自己的身體完全恢
復正常，卻不知自己還有些心理問題未發現，在生理、心智和精神等
層面，皆暴露出未解決的內在衝突時，我的心臟發出了警告。所幸一
路上有恩師、益友及至親的提點依靠，讓我得以向更深層的內在探索，
並開始了自我覺察與和解的道路。當與內在衝突達成和解後，才懂得
以最簡單的方式，去面對未來的人生，也學習更愛惜自己，珍惜身邊
所有的人，促使體內細胞之間相互和諧地運作。

　　也許罹癌是自我淨化的方式，而今感受到它已漸漸離我遠去。在因
緣際會下接觸到仁醫亦是恩師—潘念宗醫師，在他的教導下學習到如
何運用物理共振法做鑑別診斷，並結合太陽微中子的力量，以及運用

118 元素，來自我修復。受他自救助人的精神和理念影響，研究起微中子醫學，就此展開了自救助人的旅途。

　　結合了相對複雜的解剖系統、經絡系統和神經系統，再配合肌筋膜的概念，深入淺出的引導並釋放身體的束縛和沾黏處。筋膜沾黏也許是情緒的表徵，也許是身體無法代謝的物質。總而言之，從身、心、靈三方面，調整生活步調及方式是有其必要性的。當複雜難解的問題若能變得簡單入手時，就可以用自己的心去感受，花一段時間去揣摩與練習，藉由此書分享並拋磚引玉，希望每人都能夠享受「快樂的玩、開心的笑、悠遊自在的人生」。

資深瑜珈老師
陳積善

作者序—黃瑞欣

健康大未來，
軟木筋膜放鬆運動！

近年來，歐美逐漸將筋膜放鬆運動，列為日常身體保健非常重要的方式。而令人驕傲的是，目前在歐美市場所銷售的各種軟木筋膜按摩輔助工具，大部份都是由台灣設計生產製造，但因軟木產地來自於南歐的葡萄牙，所以國人對於這材質的特性相當陌生，目前不及歐美普遍。

不過隨著這幾年，台灣市場上也開始受歐美健身及復健觀念影響，逐漸重視肌筋膜放鬆運動，目前我已經演講了上百場以上，也辦過數十場軟木筋膜放鬆示範體驗會，受到大家相當的肯定。從銀髮族、上班族、運動復健族群到癌症病患，反應都非常熱烈。目前除了陸續提供軟木筋膜放鬆等相關課程外，也積極培訓新的軟木筋膜放鬆運動指導老師，以造福更多需要解除痠痛及預防運動傷害的大眾！

關於筋膜的說明及如何訓練的書，在市面上已出版很多，卻鮮少提到如何正確使用與適合人體的相關輔助工具。尤其是深層的肌筋膜沾黏，通常伸展拉不到，按摩鬆不掉，瑜伽也難練到！

而透過近年來醫學研究證實，深層肌筋膜沾黏是用藥物跟食補無法處理的，只能透過物理性的外力方式才能達到效果。最好的方式就是時常藉由專業的輔助工具來幫助自己按摩，才能使受傷的筋膜充水放鬆，來達到紓解痠痛。另一關鍵就是按摩器材的選定，因為筋膜內具

有敏感的感覺神經系統，使用粗糙或過硬的材質，容易刺激筋膜，反而造成更加緊繃及傷害。軟木除了是天然的環保再生樹皮外，其細胞構造接近人類皮膚，加上具有高度回彈力，可透過按壓方式將深層肌筋膜充水，使細胞代謝物有效代謝紓解痠痛，可說是肌筋膜放鬆的神器，難怪在歐美一上市就造成熱銷！

　　我也有運動傷害的困擾，加上過去也因自律神經失調，長年受筋膜痠痛症之苦，為此花了很長時間接受筋膜按摩治療才得以改善。所以在得知歐洲有相關最新且正確的保健觀念後，便積極跟國外廠商詢問及研究相關資訊，立刻將此革命性的保健運動觀念，與積善老師花了5年以上時間，將彼此的經驗及專長開發出全新的養生運動系統。

　　此系統結合中西醫養生概念、瑜伽伸展與軟木按摩工具操作，並整合成這本工具書，也是全球第一套透過天然材質輔具，結合中西醫學觀念與瑜伽動作，將人體筋膜由深到淺，從點、線、面的修復活化和鍛練，相信將幫助更多人獲得正確的運動保健知識，擺脫痠痛與慢性病之苦，重拾真正健康。

　　本書特別感謝台灣傳統整復推拿職能發展學會胡震亞理事長的技術指導及教學。

致理科技大學校友理事
亞朋貿易有限公司軟木產品經理
台北市海客慢速壘球委員會技術顧問
台灣環球東方舞蹈藝術協會筋膜放鬆顧問
台灣傳統推拿職能發展學會筋膜自我放鬆技術認證指導員
竹北國民運動中心－筋膜放鬆「專業顧問」

黃瑞欣

目 錄
CONTENTS

CHAPTER 01
身體痠痛是透過筋膜系統發出的求救訊號！

導讀

[筋膜修復＋瑜伽伸展]
重拾健康，就是這麼簡單！

　　筋膜，遍佈全身也被稱為結締組織，是人體最大的感覺器官，它包覆著器官、肌肉及骨骼形成結構，提供我們身體支撐的功能，並且負責訊息傳遞、輸送細胞養份及儲存免疫細胞等，所以從養生、預防運動傷害到恢復健康，筋膜放鬆絕對是必知的常識與運動。

　　為何要筋膜修復？其目的是解除緊繃痠痛，提升自癒能力。因長久不癒的疼痛，例如五十肩、網球肘、媽媽手、脊椎側彎、運動傷害等問題，常發生是因為「肌筋膜沾黏」。鬆開緊繃的筋膜能讓疼痛感自然紓解，還能改善自律神經失調，讓失眠、焦慮、憂鬱、腸胃不適等症狀得到緩解。

筋膜繃緊的因素

一、外力因素：

（一）、主動性：指的是受外力的撞擊造成，如車禍。

（二）、被動性：指的是身體所承受的反作用力，如翹腳、盤腿或坐姿不良。

二、環境因素： 溫度和濕度會影響筋膜。筋膜親水需溫暖它，所以常待冷氣房又不運動的人，筋膜容易緊繃沾黏。

三、情緒因素：舉凡創傷、巨大的變化、驚嚇等，任何未處理未覺察的情緒，都會讓身體筋膜繃緊產生沾黏。

筋膜修復要領

第一步：從自身的本體感去「停、看、聽」

「停」：停下來等

「看」：觀察按壓區

「聽」：感受痠痛感的變化

第二步：痠痛感有原始區及轉移區兩種，常會讓人混淆不清，先不要急於處理痠痛區，先把全身放鬆後，多數痠痛感會緩解，若是問題仍存在，再漸進式的從**「柔度」**＞**「輕度」**＞**「中度」**＞**「重度」**的力量，逐一紓解。或是反過來從**「重度」**＞**「中度」**＞**「輕度」**＞**「柔度」**的力量，逐一紓解。

第三步：筋膜層有分**「淺」**、**「中」**、**「深」**，先不管壓在哪一層次，以施壓力度來覺察身體的感受。

第四步：肌筋膜和肌肉有各種不同的角度。

「縱向」、**「橫向」**、**「多羽向」**等，只要微調角度就會有不同的變化。

第五步：面積取向有**「點」**、**「線」**、**「面」**。

「點」：面積小，則感覺壓力最大。

「線」：需靠身體的移動及推移。

「面」：面積大，則感覺壓力最小。

第六步：速度可分有**「快」**、**「慢」**，採與呼吸頻率配合，不急不徐的以緩慢為主。

第七步：從身體結構上幾何形來看有「２Ｄ平面」、「３Ｄ立體」。

透過專業輔具達到自我筋膜修復也是重要的一環

按壓筋膜技巧其實很簡單，因為筋膜是一個感覺受器及很豐富的軟組織，運用輔具結合瑜伽內核心呼吸、伸展動作、肌筋膜及肌肉重塑，整合身體的骨架關節回到中軸（正位），只要不斷地重覆練習及覺察，在過程中保有耐心及堅持「從我心出發，一切為心照」，體會筋膜自我修復後緩解痠痛的舒適感。

筋膜鍛練〔瑜伽伸展〕的重要性及好處

一、透過每一次的吸氣帶領著脊椎延展去伸展身體，而每一次的吐氣就完全放鬆。

二、在每個動作停留數個呼吸，身體的延展彈性，都是靠練習慢慢進步，每個人身體狀況都不盡相同，無須與他人比較，只要與前一天練習的自己對照，只要勤加練習，就能強化肌肉的穩定性。

三、感受到韌帶的延展狀況（筋的柔軟或僵硬）。韌帶結締組織（筋膜）是在體內分佈最廣的組織，由結締組織纖維打造出身體各部分，均需發揮強大作用。例如我們在走路、站立或做任何更加精細的動作時，筋膜及韌帶均具有收縮、延展特性，就像橡皮筋的收縮特性會不斷持續，如果沒有延展練習，韌帶會逐漸失去彈性，身體會越來越僵硬，行動也可能會逐漸受到限制。

四、動作練習中配合一呼一吸間，將按摩刺激腹腔臟器。讓氧氣通過人體能量通道，刺激心臟、血液循環、淋巴循環、消化系統、神經系統以及臟器機能。

五、經常練習有助於緩解緊張的脊椎，頸部和背部伸展，還能美化臀型、腿部線條並強化大腿和膝蓋力量。

六、減少緊張、焦慮、抑鬱和疲勞，緩解癌症化放療引起之不適、更年期、氣喘、頭痛、失眠等症狀。

一個簡單易實行的瑜伽練習可以促進平衡、柔韌性和良好正確的身體姿勢，透過拉筋和延展來加強韌帶（筋膜）和肌肉，讓肌肉扮演著支持骨架結構的重要作用。因此，肌肉和筋膜間必須有足夠的延展性，使關節可以正常運動；同時也必須具有良好的收縮功能，有效地穩定關節以維持身體的穩定性。但筋膜沾黏造成氣血不通暢，將會影響拉伸和延展性的效果，而外力介入是有其必要性，雙手按壓加上專業輔具，即可隨時紓解酸痛，當自律神經失調時，就很難放鬆又容易傷到關節，透過輔具的借力使力，再加上瑜伽的鍛練，達到相互輔助作用。

受傷的筋膜要恢復到健康時，除了透過外力介入進行修復活化之外，還必須做伸展訓練等動作，來恢復筋膜功能進而紓解痠痛。對於身體放鬆的認知多放在筋骨問題，而放鬆的層次將影響到身體的「活動度」及「柔軟度」，從「彈性結構」看到「穩定結構」，就是筋與骨的相對張力問題。隨著空間的挪移是需要「心理因素」，其中還有博大精深的經絡及五行，這才是最關鍵的誘導因子。所以要開啟重塑心靈和健康養生的活力，不要只看問題的外在層面，而真正獲得健康的關鍵，是由內而外從「結構上」、「營養上」及「情緒上」三方面鍛練出全新的瑜伽鍛練法，只要平衡身體及心靈的方法對了，恢復健康也就快了。

本書以癌友及受到長期痠痛困擾的讀者為出發點，透過適合人體的按摩輔具，參考西方筋膜學與中醫經絡內涵再融入瑜珈，設計出一套不論是在家或上班時，都能隨時隨地輕鬆操作的運動，讓您有效紓解痠痛並重獲健康。

01

身體痠痛
是透過筋膜系統
發出的求救訊號！

西方醫學之父希波拉底〔Hippocrates〕說：「真正的醫生在每個人自己的身體裡。」人體有自然的自癒力，而妨礙自我修復機能的是不良生活習慣，和服用過多的藥物使身體削弱，進而造成身體產生許多的激痛點。

SECTION · 01

認識激痛點（沾黏、氣結）
的重要性

　　人體是一個整體組織，透過筋膜將每個組織串連起來，故審視疾病要從整體著眼。若你有營養不足、姿勢不良、受傷病史、運動傷害、勞損、免疫系統失調、癌症等等問題，要如何照護及調養呢？現今科技快速發展到每個人都想迅速解決所有問題，而人體系統組織間是相當複雜的，所以我們首先必需了解自己身體發生了什麼事！

　　何謂激痛點？即為我們按壓它時會產生痠痛感，無論是否外力造成的傷害，我們稱這點為激痛點。當觸及激痛點時，要先了解為什麼會感覺到痠、痛、麻？先從西醫解剖系統中的筋膜相互串起神經、血管、淋巴、肌肉群、骨頭、內臟器官等等，顯現出人體形態是最多變、功能最多元的系統。另邊緣系統則分門為精神病學和神經學來看，再從黃帝內經的中醫經絡系統看十二條經絡、奇經八脈，還有阿是穴等等奇穴。無不是想找出對人體有效，並促進身體達到強身及健康的提升。

　　而我們要如何解決身體的痠痛呢？要靠的是保養的概念來緩解，而不能全靠藥物來治療。西方醫學之父希波拉底 (Hippocrates) 説：「真

正的醫生在每個人自己的身體裡。」人體有自然的自癒力，而妨礙自我修復機能的是不良的生活習慣，和服用過多的藥物使身體削弱，進而造成很多的激痛點。《黃帝內經》中提及針灸，由刺激穴道達到活絡經絡、調節氣血的效果。我覺得除了利用針灸的療效，再加上使用輔具做筋膜按摩放鬆，並配合瑜伽動作的伸展，可以使身體更快、更輕鬆達到正位及柔軟的效果，進而恢復健康！也是我罹癌後，歷經化療至今長達十年來，不斷的經驗累積及病友間討論與分享，認為筋膜按摩放鬆是有效緩解痠痛的好方法。

正常
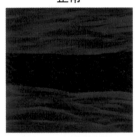

輕微沾黏
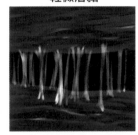

中度沾黏
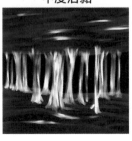

嚴重沾黏
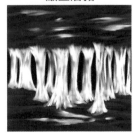

人體筋膜沾黏圖

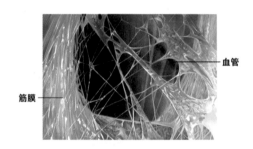

筋膜是種具有彈性的複合式
薄膜（結締組織），由淺而深的遍
及全身，由排列緊密的膠原纖維
所組成。含有少量的彈性纖維，
包覆著每條肌肉、肌腱、內臟器
官、神經、血管、淋巴、頭顱及
腦的周圍，就像是貫穿全身的網
路。此網狀結構連結全身上下、
前後、左右，以 3D 形式存在於
身體。

人體筋膜圖

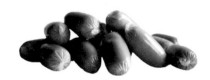

可以把筋膜縱切面想像成一
串串香腸，外層的透明腸衣就像
筋膜。橫切面則可以想像成一顆
顆葡萄柚，葡萄柚裡一絲絲白絡
纖維將果肉分隔，也存在於果肉
中，這些層層的白絡就是類似筋
膜。

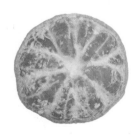

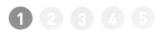
筋膜的特性

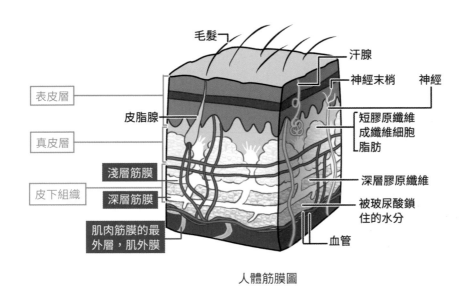

人體筋膜圖

　　筋膜由裡到外，從淺入深有五種結構，由淺到深串連起全身每個細胞且「牽一髮而動全身」：

1、皮膚層緻密結締組織
2、皮下疏鬆結締組織（淺筋膜）
3、肌肉表面疏鬆結締組織（深筋膜）
4、肌間隔和肌間隙結締組織
5、內臟器官被膜與其他器官間隔的結締組織

淺層筋膜位於皮下組織的脂肪層，就像是雞皮與雞肉之間那層白色透明薄膜。淺層筋膜包含有微淋巴管、部份神經和血管，當皮膚與淺層筋膜是健康無沾黏的狀態，就能順暢地往各個方向移動，同時可以避免身體浮腫。

深層肌筋膜一層層地包覆每條肌纖維，到肌內膜、肌束膜、肌外膜、肌腱，一直連結到骨頭，同時也包覆神經與血管。每一層深層筋膜之間，都有疏鬆的結締組織與玻尿酸穿插其中，可以配合身體任何動作並緩衝肌肉層，減少肌肉與肌肉之間的摩擦，使肌肉能順暢滑動。可以想像深層筋膜是穿了一件很緊的潛水衣或小一號的衣服，緊密地包覆在我們的身體裡。

內臟間的筋膜則是連結內臟的漿膜下筋膜，存在於每個器官周圍，包覆器官並固定其位置，兼具保護與緩衝功能。

全身約有 6 兆束，總長度有 18 至 23 公里，結締組織（筋膜）一直在更新，只是速度緩慢，大概要兩年時間。

支撐人體

肌肉、骨頭、肌腱、韌帶、關節囊、神經、血管等組織，一般都認為是骨頭撐起身體的，而事實上不僅是骨頭，也是由毫不起眼並貫穿於身體的軟組織與器官之間的肌筋膜支撐人體。

人體的感覺器官

肌筋膜內一定都有神經與血管透過，而且裡面有眾多的接受器。神經與血管可以供應肌肉所需養分，接受器負責傳遞訊息給肌肉，並將來自肌肉的訊息繼續傳送至腦部，通知肌肉的伸長、動作與位置，及器官或身體部位的狀況。

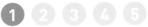
肌筋膜的四大基本功能

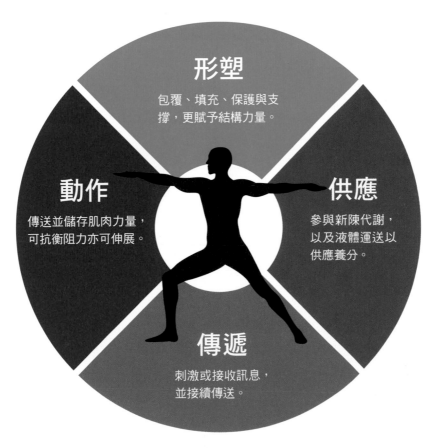

形塑

包覆、填充、保護與支撐，更賦予結構力量。

動作

傳送並儲存肌肉力量，可抗衡阻力亦可伸展。

供應

參與新陳代謝，以及液體運送以供應養分。

傳遞

刺激或接收訊息，並接續傳送。

SECTION · 04

筋膜的組成成分

　　筋膜的成分是蛋白質與水分，包含：膠原蛋白、彈力蛋白與液狀基質等等。這些成分讓肌筋膜具有良好適應性，會適應人體各種姿勢與運動習慣。

膠原蛋白

　　膠原蛋白是肌筋膜主要成分之一，是堅韌的纖維，為人體的支架，因此又被稱為「結構蛋白」，佔人體總蛋白質數量的 30％，是人體最常見的蛋白質。膠原蛋白共分成 28 種不同的類型，其中的 4 種最為常見，並且皆稍具彈性。

彈力蛋白

　　彈力蛋白是筋膜的第二種結構蛋白，如其名就是具有彈性。如同橡皮圈一般，能夠延展拉開與恢復原狀。若拉力不堪負荷，橡皮圈就會斷裂。

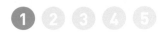
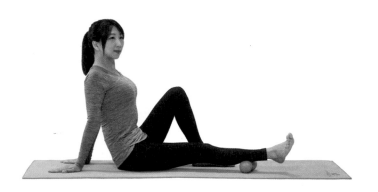

結締組織細胞

　　原本是結締組織細胞裡的「纖維母細胞」，負責分泌膠原蛋白與彈力蛋白這兩種纖維蛋白。纖維母細胞分佈在纖維基質內，發展成肌筋膜組織。纖維母細胞會受到外力刺激與負荷而影響產能。除了分泌必要的結構蛋白之外，結締組織細胞還會分泌酵素與訊息素，以利纖維母細胞自身與其它細胞之間互通有無。

基質

　　是結締組織細胞、纖維被液體包圍住，再與基底質加在一起的統稱。液狀基底質由水分、連結水分的糖分子與細胞所組成。結締組織基質裡可能包含免疫細胞、神經末梢、血管、淋巴細胞或者脂肪細胞。

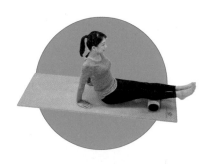

肌筋膜與肌纖維的建構特色

　　肌纖維的排列可決定肌肉的運動功能和動作的種類與方向。羽狀排列是用來描述肌纖維與力軸的相對角度，且可分為：

　　1. 羽狀排列：單羽的相對力軸只有一個角度，如股外側肌與股內側肌；雙羽的相對力軸有兩個角度，如股直肌；多羽的相對力軸有多個角度，如三角肌。

　　2. 平行排列：平行著力軸，如肱二頭肌。

　　3. 向心排列：肌纖維從很廣闊的附著點到很狹窄的附著點，形成一個扇狀，如胸大肌。

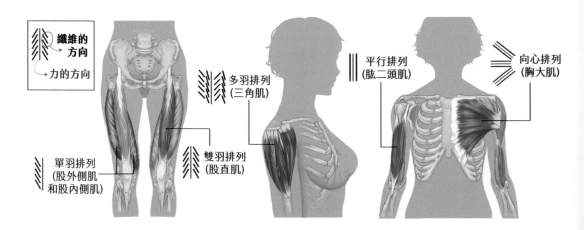

纖維的方向 → 力的方向
多羽排列（三角肌）
雙羽排列（股直肌）
單羽排列（股外側肌和股內側肌）
平行排列（肱二頭肌）
向心排列（胸大肌）

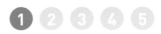

SECTION · 06

筋膜包覆三大神經系統

簡單來說，筋膜內的三大神經系統為感覺神經，支配人體大部份器官的自律神經，與控制我們活動的運動神經元。

:::: 神經系統 ::::

神經系統：主要由「腦和脊髓的中樞神經」和「腦神經和脊神經的周邊神經」等兩大系統組成。

神經系統是調節人體各種生理功能活動的總司令，接受內外環境的變化資訊，直接或間接調節體內各器官、系統的功能，和各種生理過程的相互作用，維持人體日常的生命活動。

神經系統控制著肌肉的活動，協調各個組織和器官，建立和接受外來情報，它能感測環境的變化，決定如何應付，並指示身體做出適當的反應，使動物體內能進行快速的訊息傳達，來保護自己和生存。

　　神經系統為身體的控制中樞及聯絡網，而神經系統有三項主要功能：

1、感覺體內及外在環境的變化。

2、解釋這些變化。

3、對這些解釋以肌肉收縮或腺體分泌的形式產生反應。

　　經由感覺整合及反應，神經系統是維持身體恆定的最快方法，神經系統與內分泌系統共同來維持身體的恆定，其作用速率較內分泌系統快，但作用範圍卻不及內分泌系統來得廣。

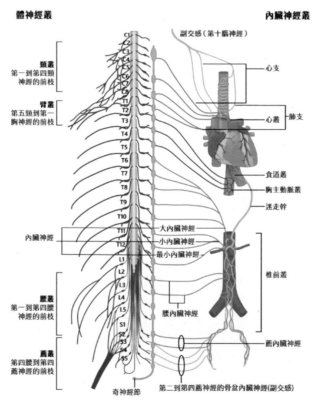

神經叢

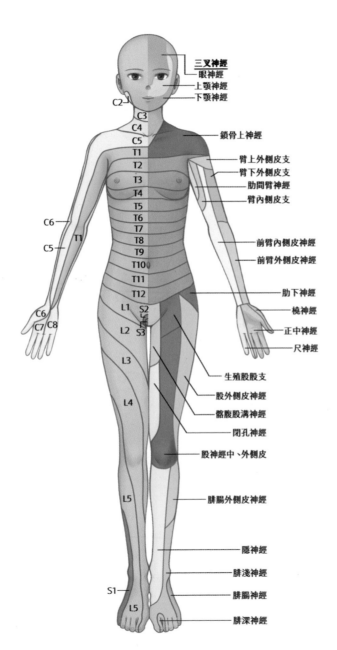

三叉神經
眼神經
上頜神經
下頜神經
C2
C3
C4
C5
鎖骨上神經
T1
T2
臂上外側皮支
臂下外側皮支
T3
肋間臂神經
T4
臂內側皮支
T5
T6
C6
T7
C5 T1
T8
前臂內側皮神經
T9
前臂外側皮神經
T10
T11
T12
肋下神經
L1 S2
橈神經
L2 S3
正中神經
尺神經
C6
C7 C8
L3
生殖股股支
股外側皮神經
髂腹股溝神經
L4
閉孔神經
股神經中、外側皮
L5
腓腸外側皮神經
隱神經
腓淺神經
S1
腓腸神經
L5
腓深神經

皮節和皮神經 正面

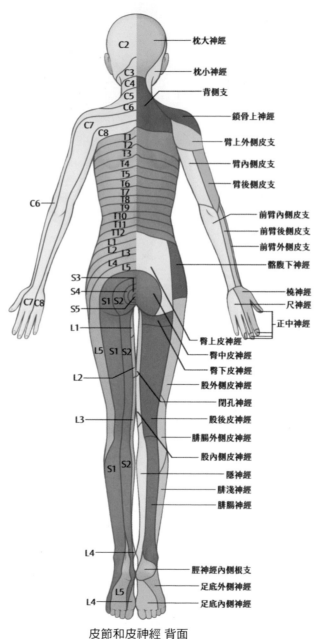

枕大神經
枕小神經
背側支
鎖骨上神經
臂上外側皮支
臂內側皮支
臂後側皮支
前臂內側皮支
前臂後側皮支
前臂外側皮支
髂腹下神經
橈神經
尺神經
正中神經
臀上皮神經
臀中皮神經
臀下皮神經
股外側皮神經
閉孔神經
股後皮神經
腓腸外側皮神經
股內側皮神經
隱神經
腓淺神經
腓腸神經
脛神經內側根支
足底外側神經
足底內側神經

皮節和皮神經 背面

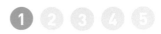

SECTION · 07

筋膜涵蓋血液輸送及淋巴系統

血管

血液循環不好時，無法將氧氣及養分運送到身體的器官組織，會引起各種問題，如：手冷腳冷、皮膚不好、容易疲倦、感冒、淺眠、消化不好等。嚴重一點的疾病有高血壓、心臟病、腦血管疾病、關節炎、神經痛等。

心血管系統

由血液、心臟及血管組成。負責血液循環，在細胞間傳送養分、氧氣、二氧化碳、荷爾蒙及血球，也從各細胞回收代謝廢物。循環系統在抵抗疾病、維持體溫和使體內 pH 值平衡穩定。

廣義的循環系統

包括負責有關血液循環的心血管系統及淋巴循環的淋巴系統，它們是二個獨立的系統。淋巴系統是清除體內毒素，強化免疫功能的垃

坡回收站。強化免疫力很重要，所以我們特別分開來介紹它們。

淋巴系統

由淋巴液、淋巴器官（例如扁桃腺、胸腺、脾臟及遍布身體各處的淋巴結）及淋巴管組成。淋巴液起始於全身各組織細胞間，透過淋巴管運送，最後匯入靜脈。

淋巴循環可清除體內廢物毒素、調控人體組織液平衡、維持身體免疫力以抵抗病原體。也就是說，淋巴系統既要負責將體內的有毒、廢棄物質經由過濾後，送往各個進行代謝與排泄的器官，讓毒素與廢物能順利排出體外，另一方面還要對抗外來疾病和感染，把侵入體內的細菌、病毒加以消滅。因此，淋巴系統是身體最重要的免疫防衛體系。淋巴系統遍佈全身，大多數人身上散佈著 500～700 個淋巴結，其中腹股溝、脖子和腋下的淋巴結數量最多。

淋巴系統不如血液循環系統，可以靠著心臟幫浦幫助流動。正常情況下，人體需要靠著動脈搏動、肌肉收縮和深度呼吸時，所產生的胸腔負壓促進淋巴液循環，因為淋巴液流動很緩慢，流動速度約是靜脈的十分之一。

如果淋巴系統循環功能衰減，代謝廢物便容易積聚人體，也無法發揮正常免疫能力，就有機會導致慢性發炎或其他代謝性疾病發生。龐大且複雜的淋巴管道深埋在肌肉組織中，其走向大多平行於靜脈系統，靠著肌肉的延展與收縮，就能按摩肌肉深部的淋巴管道，促進淋巴液流動排出免疫細胞中過多的黏性液體，幫助淋巴系統抵抗感染、破壞癌細胞，並處理細胞運作後產生的有毒廢物，也可以改善身體水分及脂肪蓄積。

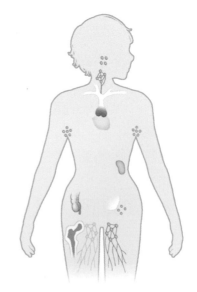

淋巴圖

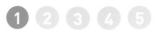

SECTION · 08

肌筋膜與肌肉
是同一個合作團隊

人體動作雖然是透過肌筋膜與肌肉共同合作，並作為骨頭之間的橋樑，但肌筋膜卻擁有獨立功能，同時也掌管身體的力學結構、姿勢及形體。

適應性

肌筋膜具有良好的適應性，會隨著人體的姿勢、生活型態、運動習慣等，而產生適應性。例如：現代人常低頭滑手機或打電腦，這個動作會讓胸前的肌筋膜呈現緊縮的狀態，而後背的肌筋膜則會呈現拉鬆的狀態。像這些長期不良的姿勢，就會讓肌筋膜產生不協調狀態而造成損傷。

彈振

肌筋膜含有膠原蛋白纖維，能夠讓筋膜儲存外力，轉為彈性位能，可將力量向外釋放。筋膜就像是彈簧，健康的彈簧，當一拉開彈簧，彈簧可以被拉長的範圍較大，所能儲存的能量相對較大，當放掉彈簧

時，恢復原本形狀的速度與能力也會相對較快與較好。

當我們在顯微鏡下觀察筋膜發現，健康的筋膜是有規則的波浪狀，富有彈性並能夠拉伸。不健康的筋膜，則是呈現不規則排列並且捲曲在一起，伸展容易產生困難。

透過筋膜的波浪狀結構，讓筋膜可以儲存能量與傳遞能量，在人體裡最主要的為肌腱。而「肌腱」是連接肌肉與骨骼之間的橋樑，是緊緻的結締組織，也是膠原蛋白纖維緊密堆疊在一起的組織。

一連串的組織，可以讓肌肉產生的力量儲存在肌筋膜裡，再透過肌筋膜，繼續向外傳遞至骨頭接續產生動作。

彈弓效應

先將彈弓臂處於機械張力狀態，當一放掉彈弓，剛才所儲存的彈性位能會轉變成動能，讓彈丸可以迅速往前射出。人體的行走、跑步、跳躍，就是依照彈弓效應的原理來進行。

張力整合體

張力整合體 (tensegrity)，源自英文字彙「張力」(tension)「整合」(tensegrity)。人體透過肌肉與肌筋膜的連結與骨骼系統，一起形成「張力整合體」。全身像是一個遍佈全身的張力整合網路，互相交互影響與合作。而肌筋膜與肌肉會共同合作產生動作，並非由單獨的肌肉產生動作，因此人體整個肌筋膜與肌肉，是一個能承受張力變化的軟組織。

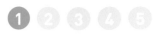

SECTION · 09

全新的人體結構

:::: 解剖系統上的筋膜分類 ::::

西醫將人體共分成 8 條筋膜線，各司其職使身體運作順暢。每個人有可能因為姿勢不佳、生活習慣、各種意外、運動傷害或代謝老化等各種原因，使筋膜出現緊繃沾黏狀況。一旦發生這種情形，不僅身體運作的順暢度、靈活度大打折扣，還會出現長時間令人困惱的「痠痛」症狀。

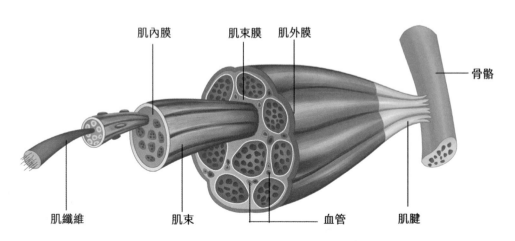

肌內膜　肌束膜　肌外膜　　　　骨骼

肌纖維　　肌束　　　　血管　　肌腱

八條筋膜線

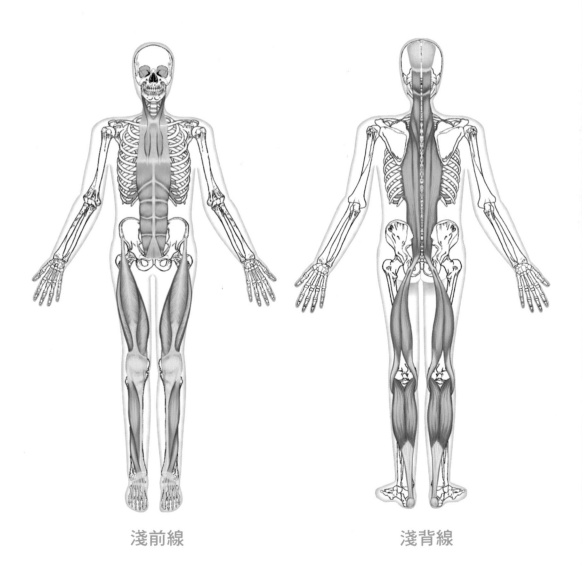

淺前線　　　　　　　　　　　　　淺背線

側線

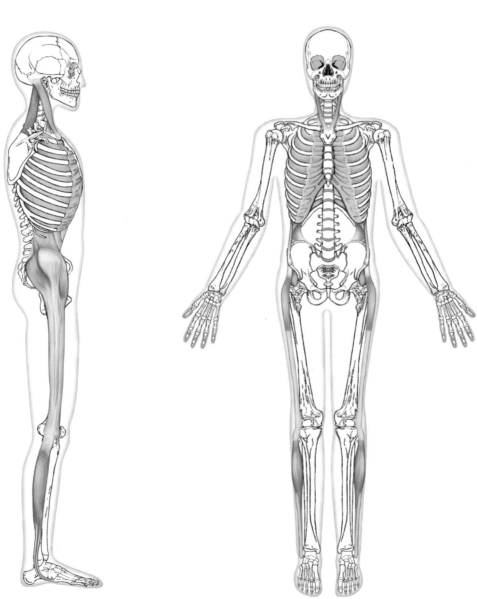

螺旋線

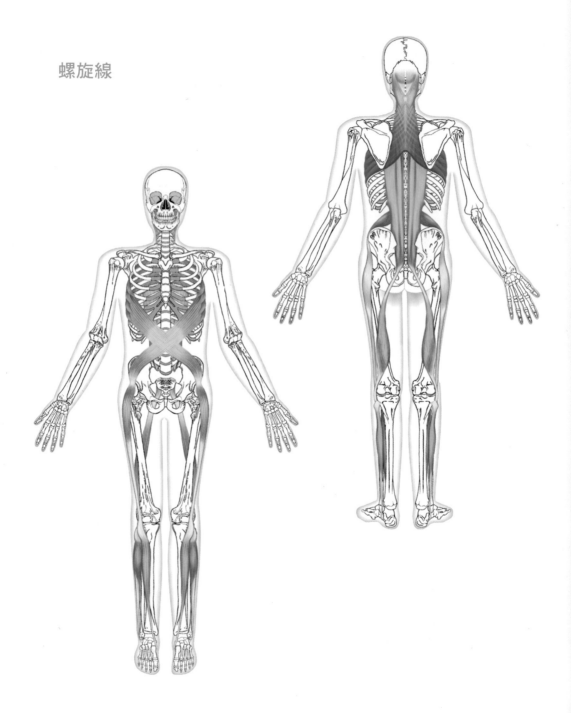

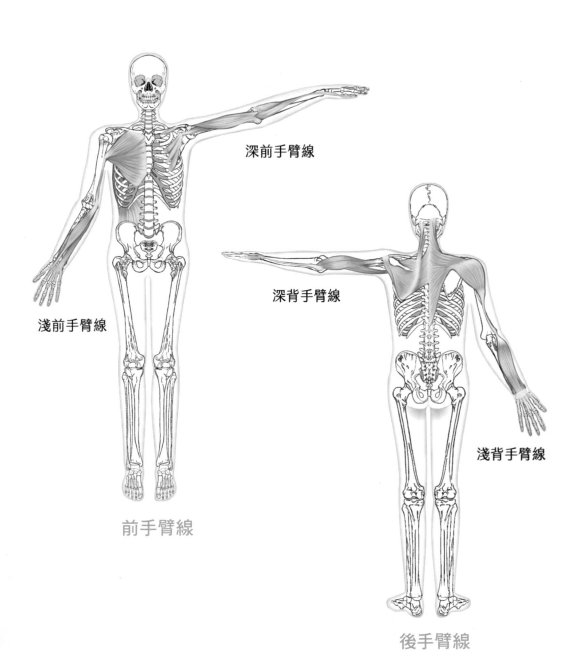

深前手臂線

淺前手臂線

深背手臂線

淺背手臂線

前手臂線

後手臂線

深前線

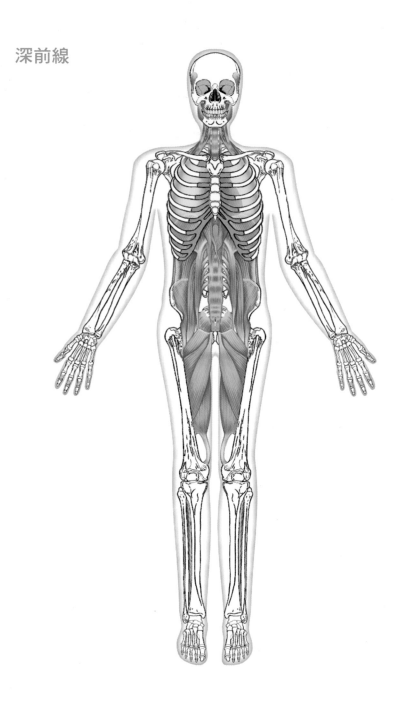

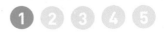

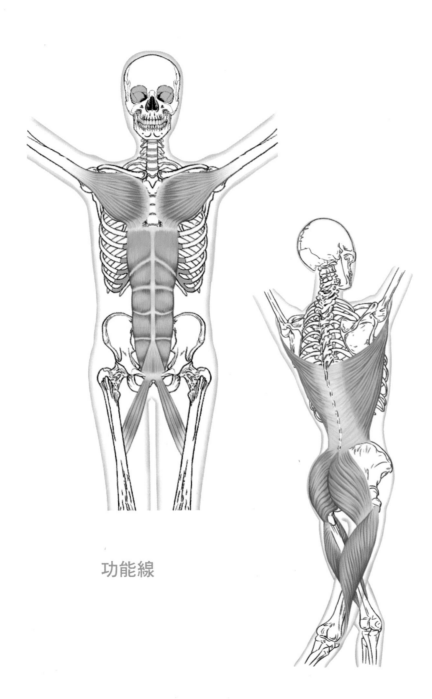

功能線

CHAPTER

02

中醫經絡
與西醫筋膜

經絡是看不見、摸不著的東西，可是卻在中醫的傳承
中，被完美捕捉並代代相傳，早期的大夫們是如何探
尋到經絡的走向呢？其實靠得是自我覺知，覺知力夠
強的人，可以感受到氣在經脈中流動的過程。

SECTION · 01

中醫十二經絡系統

:::: **痛則不通,通則不痛** ::::

經絡不通,人體容易產生病痛及疲倦感

　　中醫認為人體的五臟六腑透過經絡緊密相連相互影響,若經絡不通,易造成氣滯血瘀,對健康有著重要的作用!中醫經絡是經脈和絡脈總稱,是指人體聯絡、運輸和傳導的體系,透過這體系運送廢物及營養到身體每個地方。

　　12 條經絡分別連著人體 12 個臟器,通過研究國標人體 14 條經絡 361 個穴位,這些經絡都是用相連的臟器命名。其中,三焦指的是人的整個胸腹,心包是保護心臟的區域,意思就是心的屏障,其餘的看名稱就能理解。如果身體哪裡不舒服,可看是哪條經絡經過,一對應就知道了。

　　12 條經絡其實只是 3 條長長的經絡的循環, 每個循環都是從胸走手→從手走頭→從頭走足→從足再回到胸,為一個循環。每次循環走 4 條經絡,這 4 條經絡其實就是 1 條經絡, 只是人為地將它們分開,起了不同的名字,但這條經絡的精氣是相連、沒有中斷的。

:::: 第一循環 ::::

這條經絡主要是管理人體內的消化系統、呼吸系統。肺、大腸、胃、脾生病的時候,就要梳理這一條長長的經絡,不是肺生病只梳理肺經,而是肺生病的話,整個 4 條經絡都要慢慢地梳理。疏通局部很重要,整條經絡梳理更重要。

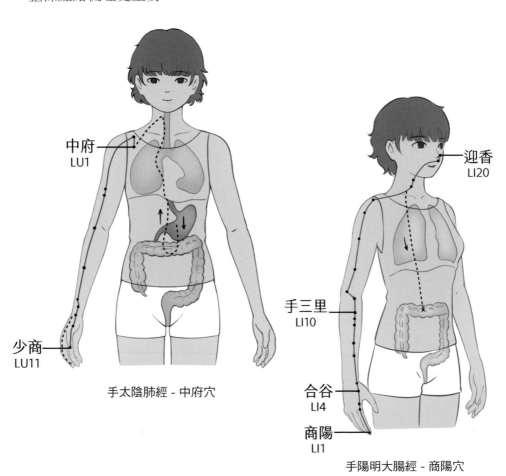

中府
LU1

少商
LU11

手太陰肺經 - 中府穴

迎香
LI20

手三里
LI10

合谷
LI4

商陽
LI1

手陽明大腸經 - 商陽穴

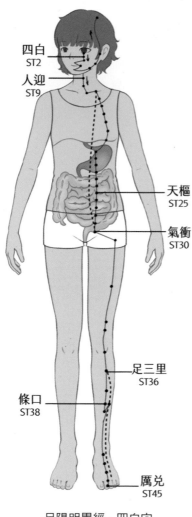

四白
ST2

人迎
ST9

天樞
ST25

氣衝
ST30

足三里
ST36

條口
ST38

厲兌
ST45

足陽明胃經 - 四白穴

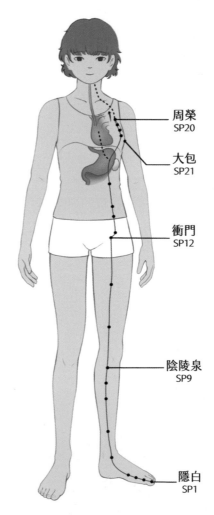

周榮
SP20

大包
SP21

衝門
SP12

陰陵泉
SP9

隱白
SP1

足太陰脾經 - 隱白穴

∷∷ 第二循環 ∷∷

　　這一條長長的經絡，有心、小腸、膀胱和腎 4 條，主要是管理著人體的生長、發育，管理著西醫認為的神經系統、泌尿系統、生殖系統。孩子的發育不良、成人的早衰、腦部的發育與疾病、女人的婦科病、男人的男科病、頸肩腰腿痛、關節的疼痛等等，都與這一條長長的經絡精氣不足，經脈不通暢有關。

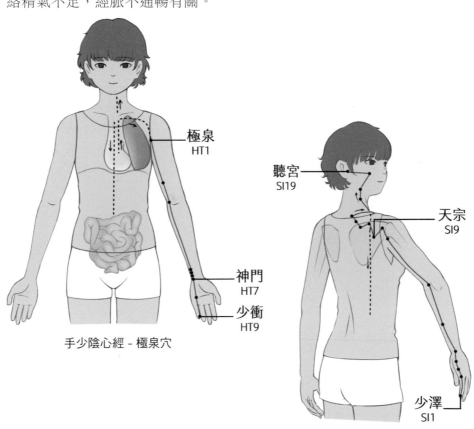

極泉
HT1

神門
HT7

少衝
HT9

手少陰心經 - 極泉穴

聽宮
SI19

天宗
SI9

少澤
SI1

手太陽小腸經 - 少澤穴

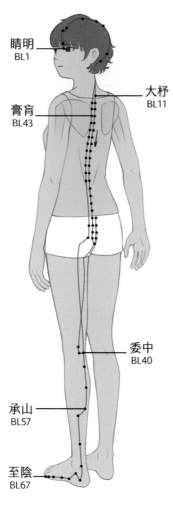

睛明
BL1

大杼
BL11

膏肓
BL43

委中
BL40

承山
BL57

至陰
BL67

足太陽膀胱經 - 睛明穴

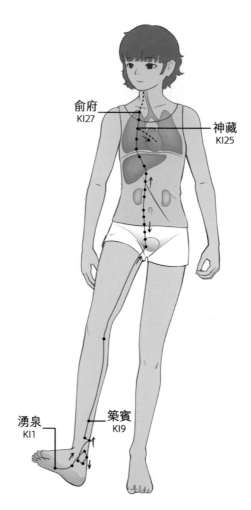

俞府
KI27

神藏
KI25

湧泉
KI1

築賓
KI9

足少陰腎經 - 湧泉穴

第三循環

　　這一條長長的經絡，除了有肝、膽這兩個臟器以外，還多了兩個沒有與臟器直接相連的經絡：心包經和三焦經。這兩條經絡是代表著身體內部的主要通道，也可以理解成內臟之間的主幹道，這兩條經絡不通，身體內部的大交通就出現了塞車現象，身體內會出現瘀堵的情況。

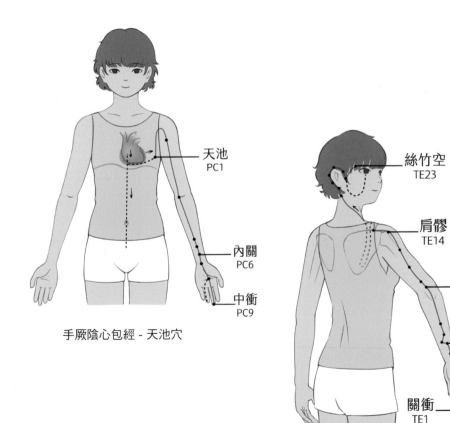

天池
PC1

內關
PC6

中衝
PC9

手厥陰心包經 - 天池穴

絲竹空
TE23

肩髎
TE14

天井
TE10

支溝
TE6

關衝
TE1

手少陽三焦經 - 關衝穴

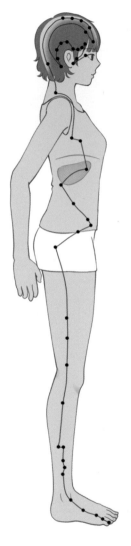

足少陽膽經 - 瞳子膠穴

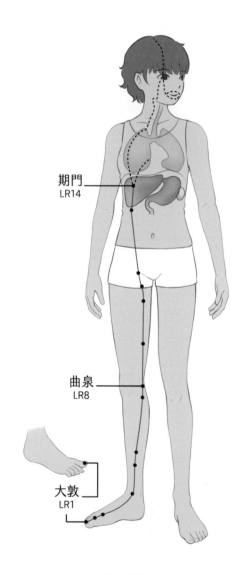

期門
LR14

曲泉
LR8

大敦
LR1

足厥陰肝經 - 大墩穴

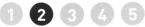

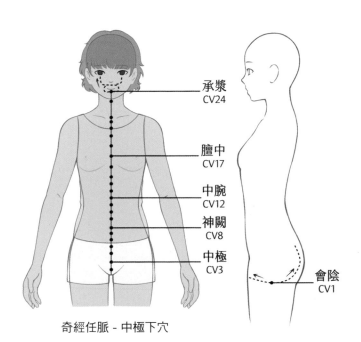

承漿 CV24
膻中 CV17
中脘 CV12
神闕 CV8
中極 CV3
會陰 CV1

奇經任脈 - 中極下穴

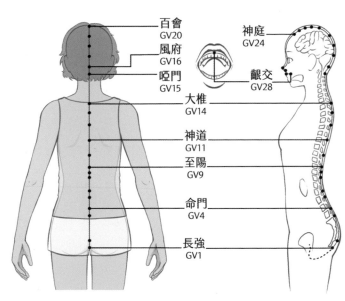

百會 GV20
風府 GV16
啞門 GV15
神庭 GV24
齦交 GV28
大椎 GV14
神道 GV11
至陽 GV9
命門 GV4
長強 GV1

奇經督脈 - 長強穴

SECTION · 02

肌筋膜鏈與中醫的經絡線是相同的嗎？

　　肌筋膜線的英文名字叫 Meridian，而西方對經絡的翻譯也是這個單詞。也因為肌筋膜鏈的提出者 (Anatomy Trains 著作者) Thomas Myers，自己也發現肌筋膜線的走向，與中醫的人體經絡線走向多有重合，但在顯微鏡下看不到經絡，這讓很多東西方學者展開了激烈的討論。

　　有人認為筋膜就是經絡，也有人認為這兩者根本就不相同，那事實究竟如何？對我們的身體健康以及日常保健有什麼幫助呢？

　　中醫的經絡是氣血的通道，一旦經絡堵塞，身體就會出現各種病灶。除了針灸外，還可以敲打經絡來疏通經脈，以調動體內生命的能量流，改變體內失調的內環境。

　　肌筋膜線是傳遞力量和動作的線條，是 Thomas 基於西方解剖學提出的，這些線將分佈在身體不同部位的結構，透過肌肉、筋膜、附著骨骼的連接線，描繪成了一個力學整體。巧合的是，歐洲筋膜研究專家 Thomas Myers 總結的肌筋膜經線也是 12 條。

中醫認為的經脈不通百病叢生，與西醫近年來研究的筋膜沾黏導致疾病理論不謀而合。筋膜是人體最大的本體感受器官，內含豐富的神經元，我們無數次講過提升筋膜的彈性，保持筋膜內水質流動暢通，可以大大提升我們的本體感覺，增強對自身的感受力。

經絡是看不見、摸不著的東西，可是卻在中醫的傳承中，被完美捕捉並代代相傳，早期的大夫們是如何探尋到經絡的走向呢？其實靠得是自我覺知，覺知力夠強的人，可以感受到氣在經脈中流動的過程。

筋膜僵化與經絡堵塞

經絡堵塞，氣血瘀滯，就會造成病灶產生。在武俠小說中，學武之人剛開始的基本功中有一項就是拉筋，身體需要靈活、反應敏捷，才能為武學築基。在現代生活中，無論是學習舞蹈還是體育運動，都需要透過一些方法讓身體柔韌性增強。不論是小說中還是現實生活中，這些「前期準備」都只有一個目的，提升整體筋膜的彈性。

沒有長期鍛鍊的人，筋膜容易產生僵化，身體和精神都容易緊張。僵化的筋膜亦會阻礙血液和基質的流動，阻礙筋膜鏈力量的傳導，造成各種疼痛和代償。因此說，筋膜鏈不通和經絡堵塞都會導致人體的病痛。

筋膜潤滑與經絡暢通

練武之人經過了身體打開的過程後，師父就會開始傳授內功心法，內功由什麼運行，就是經絡。前期各種對身體的打開過程就是消除僵化筋膜，讓筋膜變得富有彈性的過程，而這樣的鋪墊則有助於我們經絡線的通暢，通暢的經絡線能夠讓氣血在全身流通，反哺了筋膜鏈，使之含水量提升更加富有彈性。筋膜線與經絡線可謂是互相影響的，一榮俱榮，一枯俱枯。

體側線與膽經

筋膜體側線從足底開始，沿著小腿和大腿的外側，跨過髖關節的外側，沿著腰部和胸部輪廓到頭的側面，主要來平衡身體兩側的姿勢，並在其他所有肌筋膜線之間傳遞能量。

膽經，是一條非常重要的經絡線，從足外側沿著小腿向上一直到頭部，大部份與筋膜側線重合。膽經也和能影響所有筋膜線的體側線一樣，擁有影響其他所有經絡線的「能耐」，俗話說「膽經堵，全身堵」。

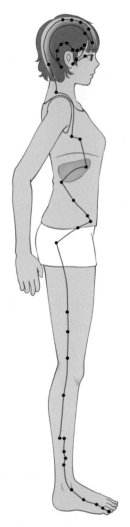

膽經

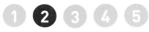
	肌筋膜經線	中醫經絡
主線	淺前線〔SFL〕 由腳趾前端向上到腿前方，再上到軀幹到胸骨，沿著頸側到頭顱背後。	胃經
	淺背線〔SBL〕 由足底向上到腿後方及薦骨，上到頭顱後側再繞到前額。	膀胱經
	側線〔LL〕 由足底向上到腿部及身側面，由肩複合結構下方到頸部及頭顱側面。	膽經
螺旋線	螺旋線〔SL〕 由頭顱側邊繞過頸部到對面肩膀及肋骨，向後繞過肚子到髖部前側、膝部外側、踝部內側及足弓下方，再回到腿部及頭顱後方。	〔前〕胃經 〔後〕膀胱經
臂線	淺背臂線〔SBAL〕 起始自棘突，及手臂外側到手背。	三焦經
	深背臂線〔DBAL〕 起始自棘突，經肩胛骨至手臂背側及小指。	小腸經
	淺前臂線〔SFAL〕 始自胸骨及肋骨，向下到手臂內側後再到手掌。	心包經
	深前臂線〔DFAL〕 由肋骨開始，向下到手臂前方再到拇指。	肺經
核心	深前線〔DFL〕 由腳掌深部開始核心線，向上到腿部內側再到髖關節前側，跨過骨盆到脊椎，並向上到胸腔再到下顎及頭顱骨底部。	肝經

SECTION · 03

中西醫共同觀念：所有的疼痛
皆來自於「筋膜沾黏」

當身體因為持續勞動與壓力緊繃，或是受傷、感染時，細胞的代謝物會逐漸累積在筋膜層，形成筋膜「沾黏」現象，當代謝物持續累積，而無法排毒的沾黏部位又無法化解，因此沾黏的纖維就會越來越組織化，形同如筋膜本身的結締組織，最終黏在一起。

筋膜「沾黏」對生理機能的影響就是阻礙身體的代謝活動，就連細胞間的代謝循環都會因為養分與代謝物質，無法被順利交換而引發一連串的「阻塞效應」，如疼痛、痠麻、發炎等症狀。因此，中醫所講的「氣滯」、「血瘀」，其實就是筋膜「沾黏」，導致「血」、「氣」等身體的代謝循環產生障礙。

細胞間的沾黏影響代謝與免疫，筋膜沾黏會阻礙血管與神經的傳導，甚至壓迫、扭曲它們，因此許多的血液不順或神經疼痛，問題追根究底就是「筋膜沾黏」。

筋膜「沾黏」發生的部位，全身都有可能，目前常見的慢性疾病、疼痛與退化，起因其實都由細微的筋膜「沾黏」開始，只要哪裡「沾黏」，細胞活性、代謝循環與器官運作就會受到影響，使得免疫功能下降。

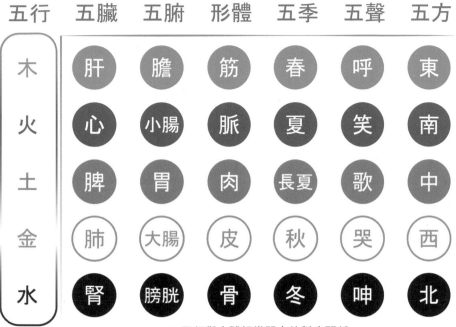

五行	五臟	五腑	形體	五季	五聲	五方
木	肝	膽	筋	春	呼	東
火	心	小腸	脈	夏	笑	南
土	脾	胃	肉	長夏	歌	中
金	肺	大腸	皮	秋	哭	西
水	腎	膀胱	骨	冬	呻	北

▲ 五行與人體組織器官的對應關係

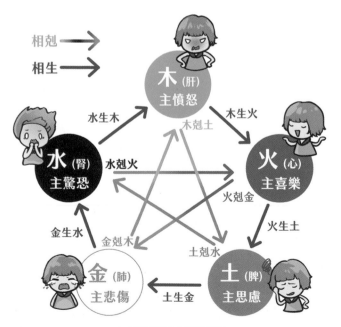

▲ 五行相生相剋對照

03

了解痠痛，
重拾健康！

長期痠痛其實都是深層肌筋膜沾黏，並且代償到某個部位的結果，若是沒有找到損傷源頭「對症下藥」，疼痛會伴隨終身，會影響生活品質，甚至產生慢性疾病！

SECTION · 01

認識痛、緩解痛、消除痛

:::: 認識痛 ::::

揪出損傷源頭，終結各種痠痛！

　　當筋膜受傷皺在一起，血液很難進出，就會缺氧而釋放出發炎因子，也就是疼痛，其實這就是身體筋膜發出的求救訊號，透過疼痛來告訴自己這個位置缺氧不通了！而且發炎其實會促進身體啟動修復機制，當筋膜受傷時會灌進血液及氧來修復它而產生紅腫，吃止痛藥、抗生素或擦類固醇等，只能鎮痛而非處理根源問題！

　　長期痠痛其實都是深層肌筋膜沾黏，且代償到某個部位的結果，若是沒有找到損傷源頭「對症下藥」，疼痛會伴隨終身，都會嚴重影響到生活品質，甚至產生更嚴重的慢性疾病！

✚ 上頸部

　　肩頸筋膜長期沾黏或發炎，會掐住筋膜內的血管及神經系統，若是上段頸椎容易造成腦部血液供應不足，造成缺氧而引起自律神經失調症狀及各種症狀。

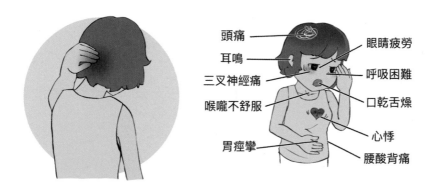

頭痛
耳鳴
三叉神經痛
喉嚨不舒服
胃痙攣

眼睛疲勞
呼吸困難
口乾舌燥
心悸
腰酸背痛

✚ 下頸部

　　若是中下段頸椎沾黏屬於臂叢神經，分佈於兩手包括肩、肘、手臂及手指，長期沾黏或發炎產生的各種症狀。從「張拉整體」來看，身體過度活動像是手部反覆抓握、上肢長期負重、運動累積傷害、睡眠習慣側躺、長時間使用手機等，都可能會引發相關症狀。

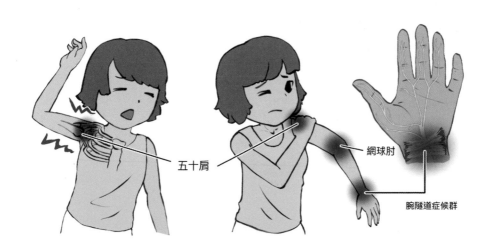

五十肩

網球肘

腕隧道症候群

+ 交叉症候群

現代人因長期使用電腦及手機，加上姿勢不良，肩頸肌肉不協調而產生的筋膜沾黏問題，通常會造成體態的改變，如圓肩、富貴包及駝背等現象！也就是上交叉症候群，俗稱的電腦肩。

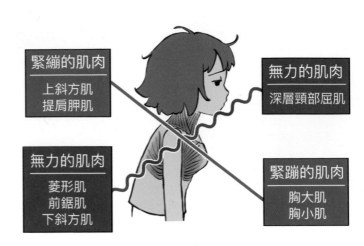

緊繃的肌肉
上斜方肌
提肩胛肌

無力的肌肉
深層頸部屈肌

無力的肌肉
菱形肌
前鋸肌
下斜方肌

緊繃的肌肉
胸大肌
胸小肌

+ 坐骨神經痛與梨狀肌症候群

當坐骨神經出問題時，症狀會從腰部、臀部、小腿到足底。經歷過坐骨神經痛的病人，所描述的症狀都不太一樣，有的人輕微痛，有的人刺痛、灼熱感、腳底麻麻的，甚至難以形容的痛，行動受到限制。嚴重者會有間歇性跛行。坐骨神經痛和梨狀肌症候群常會被混淆或混為一談，應從腰部一直沿路到足底找出發生壓迫點。

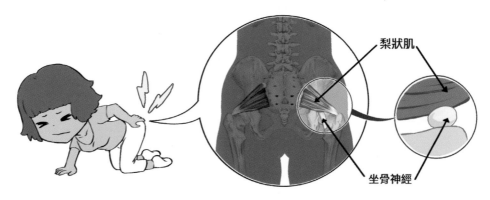

梨狀肌

坐骨神經

+ 肩膀硬梆梆

肩頸痠痛最常見的是斜方肌疼痛症候群，因斜方肌持續收縮或慢性過勞所引起，其影響範圍相當多。也有的是神經內分泌系統調控異常，使得肌肉上的痛覺神經過度敏感。

氣喘，咳嗽，呼吸不順，氣短，手腕疼痛

心律失常，胸悶，胸痛，心絞痛，臟內，外膜炎，心臟病，動脈硬化

肺炎，支氣管炎，肋膜炎，乳房痛，乳腺增生

膽囊疾病，黃疸

肝病，胃酸過多，五十肩

胃病，下痢，消化不良

腎臟病，肋間神經痛，胃潰瘍，糖尿病
食慾不振，橫膈膜僵硬，呃逆

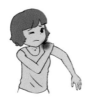
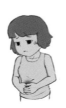
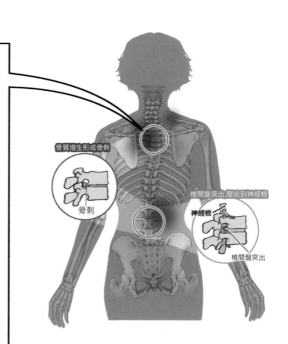

骨質增生形成骨刺
骨刺
椎間盤突出,壓迫到神經根
神經根
椎間盤突出

+ 下背疼痛

常見腰背部位因前彎、後仰、搬重、旋轉、跑跳等動作，當腰椎承受的力量過大，使腰椎骨出現骨刺、小面關節狹窄、腰神經孔狹窄、椎間盤脫水變薄等等，還會出現滑脫現象。

過敏症，蕁麻疹，腹痛
腎病，血管硬化，倦怠，腎炎，腎盂炎，子宮炎，皮膚病，小丘疹，濕疹，癰瘡，胃痛，肝區痛，胰腺炎

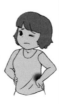

腹瀉，腹脹，氣痛，不孕症
便秘，結腸炎，腹瀉，疝氣
盲腸炎，痛性痙攣，靜脈曲張
膀胱病，月經不調，小產，尿床，陽痿，膝痛

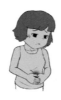

坐骨神經痛，腰痛，背痛，腳腿麻痺
排尿困難，痛楚，頻尿
坐骨神經痛，腿部血液循環不良，腿無力，足踝腫痛，腿抽筋

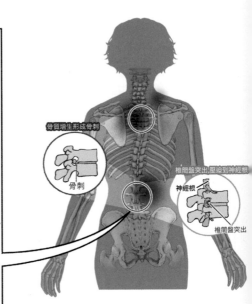

骨質增生形成骨刺

骨刺

椎間盤突出壓迫到神經根

神經根

椎間盤突出

+ 下肢關節 (髖 . 膝 . 踝) 疼痛

　　下肢疼痛原因可分神經、肌腱炎、關節疾病、血管疾病、單純性肌肉痙攣 (charley horse) 等。常見是屬於肌肉痙攣、鬆垮或肌張力失調，進而造成髖膝踝關節的變形及疼痛。

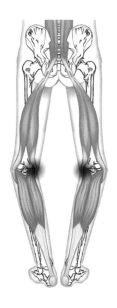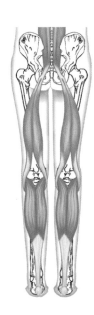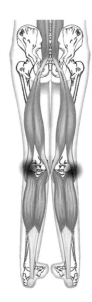

O 型腿　　　　　　正常　　　　　　X 型腿

✚ 足底筋膜炎

　　足底筋膜炎其實不是發炎，近十年來的研究發現，足底筋膜炎的組織確實有損傷，但卻沒有白血球、淋巴球浸潤的發炎反應，表示足底筋膜炎的疼痛並不是來自發炎！

使用不當（40歲以前）	退化（40歲之後）	失去結構問題

穿鞋不合適

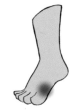

筋膜失去彈性

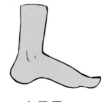

高足弓

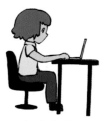

久坐久站

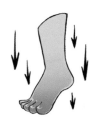

足底脂肪墊減少

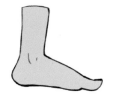

扁平足

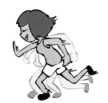

過度使用

　　相反的，個案常有足底筋膜變性，結締組織的膠原蛋白產生排列混亂，甚至會有纖維化或是鈣質沈積等「退化跡象」。專家認為比起發炎，足底筋膜炎更偏向是足底筋膜的退化問題！

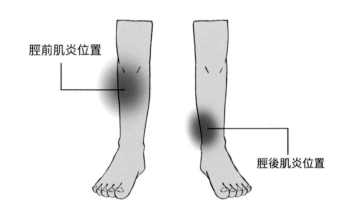

脛前肌炎位置

脛後肌炎位置

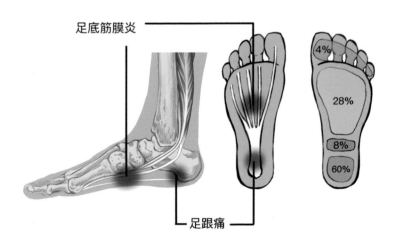

足底筋膜炎

4%

28%

8%

60%

足跟痛

+ 內臟筋膜沾黏

　　出現「內臟沾黏」症狀後，當難以解決身體不適的困擾時，則會出現嚴重的肩膀痠痛、永無止盡的疲累、畏寒怕冷，和難以消除疲累等慢性症狀，其實都跟體內出現沾黏症狀有密切關聯。如感染發炎、術後、韌帶鬆或脫垂等失去彈性跟張力，組織間彼此不同步，都將會讓身體循環不良變得更嚴重。

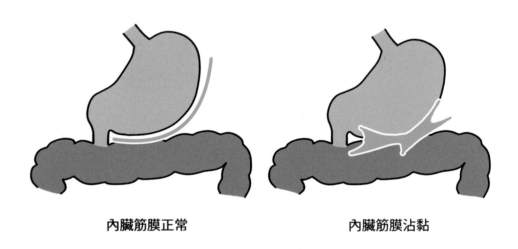

內臟筋膜正常　　　　　　　　　內臟筋膜沾黏

人體內臟筋膜圖

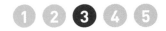

緩解痛

紓解痠痛，外力介入是最重要的關鍵

筋膜的特性是隨「力」變化，必須透過按壓與拉伸才能使筋膜發生作用，透過藥物或食補是沒有用的。

通常容易受傷的筋膜是因過勞而耗氣，當筋膜缺乏氧與能量供應會變得僵硬，氣血的流動將受到停滯，進而影響身體正常運作。雖然新的研究認為，目前沒有方法能夠讓痠痛馬上解除，但是實務上發現自我按摩可以適度舒緩痠痛。只要掌握好力道、角度、手法，經過一段時間舒緩後，可降低痠痛感，並透過微動作伸展訓練，讓身體維持平衡狀態。

按摩區分運動前、運動後和日常按摩。其目的、技巧、力度、頻率皆有所不同。以結構面來看，肌筋膜會牽一髮而動全身。當按摩在僵硬的肌筋膜時，不但可以鬆開緊繃的肌筋膜，同時也鬆動其中的結締組織，促進結締組織中的血液與淋巴液回流，讓筋膜與肌纖維間恢復應有的適度彈性，這樣吃進去的營養，才得以充分吸收與轉化。

疼痛感不論是疾病或外力所造成，就筋與筋膜都會出現異於常態的僵硬，或是肌肉的鼓脹，在深層的肌纖維與筋膜間過度收縮而僵化，無法具有彈性功能，導致大腦出現身體平衡保護機制，使同側淺筋膜層或對側深筋膜層來代償以維持或增加穩定度，造成身體的扭曲。再來看黃帝內經說「五勞」：「久視傷血、久臥傷氣、久坐傷肉、久立傷骨、久行傷筋」，現代人生活的忙碌、失常、過度、飲食不節制，都會造成體質快速轉變。

如果造成的緊繃，使用一些工具執行自我按摩放鬆，則會獲得暫時

性緩解緊繃的位置，但因缺乏練習深層的穩定肌群，會讓淺層的肌肉與肌筋膜反覆的緊繃，反而沒有達到真正治本的效果，因此要充分達到緩解疼痛感，除了使用適當工具執行自我按摩放鬆，仍要加以伸展、喝水和足夠的休息。

呼吸的重要性

微循環和氣循環有何不同？微循環（microcirculation）是血液和組織中物質交換的場所，它是循環系統中最主要功能的部位。血液中的養分和氧氣由微血管運送到組織，同時組織中的排泄物也進入微血管中被運走。

由於各器官的需求不同，因此都有它們特化的微循環系統，如腦組織中的血腦障礙。由末端小動脈離開的血液進到微血管，微血管的血液由小靜脈收集，回到全身血管，如此構成一個微循環。

微血管和末端小動脈的分叉處有平滑肌纖維圍繞著，即所謂的微血管前括肌，它能控制微血管的開放和關閉來調節微循環。微血管的血流 間隔大約數秒鐘到數分鐘有間歇性收縮的現象，稱為血管運動（vasomotion）。組織中的氧氣、二氧化碳、乳酸、鉀離子和氫離子等，會影響末端小動脈和微血管前括約肌。

另外，循環系統也接受神經（自主神經）和體液性（內分泌）的調節。黃帝內經《靈樞‧營衛生成篇》中有「人受氣於穀，穀入於胃，以傳與肺，五臟六腑，皆以受氣，其清者為營，濁者為衛，營在脈中，衛在脈外，營周不休，五十而復大會，陰陽相貫，如環無端」的記載。

又《靈樞‧海論篇》中說：「夫十二經脈者，內屬於臟腑，外絡於肢節」，以及《靈樞‧本臟篇》中說：「經脈者，所以行血氣而營陰陽，濡筋骨，利關節者也」，這些說明人體的循環系統是屬於一個封閉的

系統，它能連貫內臟和四肢關節， 以及營養全身的器官，使維持正常的生理功能。

根據《靈樞‧脈度篇》中「經脈為裡，支而橫者為絡，絡之別者為孫，和諸脈之浮而常見者，皆絡脈」的記載，由此推測內經時代就有微循環的概念。

痠痛和沾黏會影響微循環的好壞，採用按摩、推拿、針灸等外力方式，從皮膚表層的淺筋膜層漸漸往深筋膜層，去疏通淋巴及結締軟組織；再運用內核心呼吸，深度有節奏的移動橫膈膜，促進內臟運動，並且增加血液中的含氧量，在調節腹腔副交感神經 (如下圖左) 時即影響到微循環。其筋膜間隙的間質幹細胞可以活化起來，啟動良好的免疫力與再生能力。

細胞的內呼吸是粒腺體 (如下圖右) 中進行，產生人體所需的能量 ATP(三磷酸腺甘)。如氣循環：「氣」就像氣體般流動，可理解為體內生命的「能量」，這能量會流遍全身。在物理學家陳國振教授解釋，所謂訊息波和訊息場有點類似東方哲學所說的氣和念力，這個發現給了人類超乎物質世界的潛能和力量。量子力學中可測到氣的流動，通過量子物理學的試驗和研究，量子物理學又提出，那未知的 95% 的宇宙能量，其實是訊息波和訊息場。

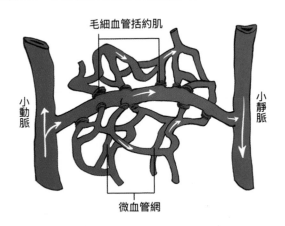

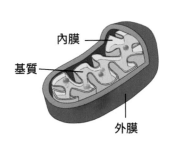

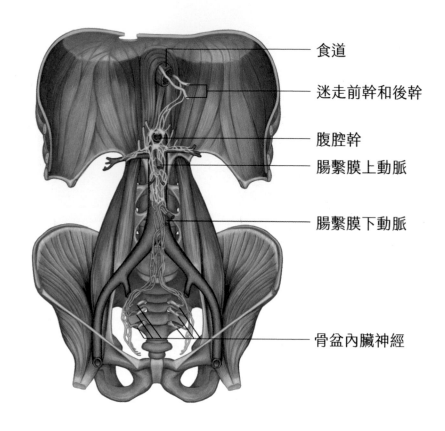

食道

迷走前幹和後幹

腹腔幹
腸繫膜上動脈

腸繫膜下動脈

骨盆內臟神經

為什麼會有麻痛感？

　　造成神經麻痛的原因包括：局部壓力、神經損傷、神經結締組織沾黏、缺血、血管神經屏障受損、發炎或滑膜組織異常等。

　　從「張拉整體」來看，身體過度活動像是手部反覆抓握、上肢長期負重、運動累積傷害、睡眠習慣側躺、長時間使用手機等，都可能會引發相關症狀。

　　憶起生第一胎約四個月後，因抱嬰兒的姿勢不良，造成腕隧道症候

群，當時聽到開刀無法解決問題，於是忍痛復健了數年仍不見好轉，最後經過瑜伽練習不到一年不藥而癒，心裡還很慶幸沒有決定開刀。

當筋膜放鬆及張力加強後，需要透過強化動作，再次加強肌筋膜得以收縮及延展，其強化的強度以中低度為佳。強度中度以上可加強心肺功能，並修飾體形；低強度利於放鬆身體，建議體虛及過勞者首選，並配合平緩呼吸平衡全身，進入似睡非睡的休息狀態，較易達到天地人三合一境界。免疫力提升及調整骨架與關節並修飾體形，均須以正位為基礎，身體和呼吸頻率要能結合，以慢動作為佳。

其核心力量的呼吸集中點若在腹腔，當呼吸急促時，將使迷走神經（第十對腦神經）腹側支線的交感神經過度刺激，進而無法放鬆身體；當呼吸緩慢時，將使迷走神經（第十對腦神經）腹側支線的交感神經易於放鬆，身體更容易達到平衡狀態。

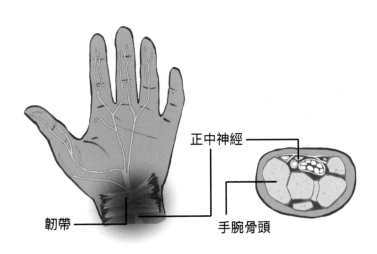

正中神經

韌帶

手腕骨頭

腕道圖

∷∷ 消除痛 ∷∷

瑜伽，恢復筋膜健康及彈性

免疫系統就像在身體裡的軍隊，有些負責抵禦外來的入侵者，如：細菌、病毒。有些則負責監督身體內部的叛軍，如不正常增生的癌細胞。還有另一些則是負責調控，讓免疫系統不致因為失靈而作亂。

人體免疫系統在 12 至 15 歲時健全，之後就開始走下坡，但在這之前，多數人都不會感覺自己的免疫力變差。多數直到 40 歲以後，才會明顯覺得體力大不如前，容易感染、生病，甚至原本只是單純的感冒也可能症狀加重，並且引發嚴重的併發症。

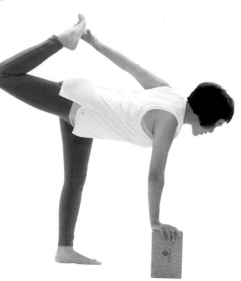

做瑜伽可以讓筋膜恢復彈性，
提升免疫力

免疫力下降還可能波及內分泌、神經等系統的運轉，引發內分泌紊亂、失眠等。但免疫反應如果太強烈，也就是免疫力過強，對身體的破壞力也很大，更容易患上紅斑狼瘡、類風濕等自身免疫性疾病或過敏性疾病。

免疫系統男女有別，因為受到內分泌的影響。女性免疫系統沒有男性穩定，很多先天性免疫疾病如紅斑性狼瘡、類風濕性關節炎等都是女性多於男性。「人體的免疫系統就像一把雙面刃，正面可以滅菌保身，另一面則可能傷害自己。」因此免疫系統最重要的是「平衡」。

瑜伽運動可以幫助提升免疫力

1. 適當的運動—體位法

　　有實驗證明，像短跑等具爆發力的運動，以及過長的運動時間，可能會讓免疫功能變弱。依每個人的身體狀態安排適當強度的運動，可以提升免疫系統的細胞活化，當對抗入侵的病菌時，更具摧毀體內病毒的防禦戰力。

　　而中低強度體位法對全身較有協調性的訓練，體位法可增強關節、肌肉、肌腱和韌帶的柔韌性，並促進血液循環。瑜伽鍛練對整個身體具有恢復活力的作用，是任何其他運動所無法比擬的。緩慢並有意識地進行鍛練時，體位法會給人身體健康的感覺。

　　體位法練習主要集中在脊椎的健康上，脊椎是中樞神經系統（人體的通訊系統）的基礎。脊椎是大腦的直接延伸，因此健康的脊椎可以促進整個身體的健康。透過適當的鍛練以保持脊椎強壯而有彈性，可以刺激血液循環，確保提供神經充足的營養和氧氣，並保持理想的體重。

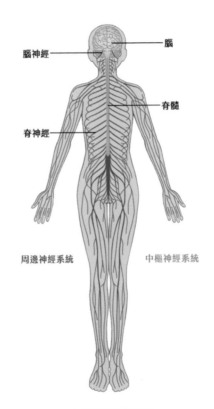

腦神經　　　　　　　腦
　　　　　　　　　脊髓
脊神經

周邊神經系統　　　中樞神經系統

中樞和周邊神經

體位法目標：控制心靈

體位法刺激身體的不同區域，當這些點被活化時，prana（生命能量）增加。配合深呼吸、放鬆和專注的瑜伽體位法練習，可以按摩內部器官並增強器官功能。體位法可以幫助我們增強對心的控制，心的本質就是躁動不安並始終被感官牽著走，透過練習讓心轉向內在，就能感受平靜。

2. 適當的呼吸（Pranayama）

大多數人在呼吸時僅使用一小部分肺活量，若有駝背的話，呼吸只有到上胸部，導致上背部和頸部缺乏氧氣和緊張感。深層而有意識的腹部呼吸，是克服壓力和沮喪的有效方法，試試練習深呼吸，從腹部深深地呼吸，並且用鼻子而不是嘴巴，這是移動淋巴液運行全身的一種很好方式。

呼吸循環能量： 適當的呼吸將身體連接到神經叢，那裡有著巨大的能量。與氣息息息相關的呼吸技巧使這種能量動起來，並提振身心。一個擁有大量 prana（生命能量）的人散發出力量和活力，透過有意識地調節呼吸，我們可以儲存更多的能量，並在日常生活中利用這些能量。

治癒的祕訣： 透過控制 prana（生命能量），我們可以控制思想。只需調節，即可消除許多正在萌芽中的疾病，這就是治癒的祕密。

3. 適當的放鬆（Savasana）

　　透過適當的放鬆為身體充電，這是為身體補充能量最自然的方式。放鬆是如此重要，因為在持續不斷的壓力下，身心無法正常工作。短期壓力會刺激並提高免疫力，但長時間處於家庭與工作壓力之下，會讓壓力荷爾蒙的腎上腺皮質素大量分泌，連帶削弱免疫力。為了控制和平衡身心，平常就必須學習放鬆。

　　放鬆並不容易：許多人在工作時難以放鬆或節省精力，我們工作也許僅用手的肌肉，但為了使肌肉保持固定的狀態，我們消耗更多的精力。不必要的身心

瑜伽可以讓身心得到放鬆，
讓心靈得到平靜

緊張會消耗大量能量，即使在休息期間也是浪費了我們大量的精力。您是否從假期回來還是感到筋疲力盡？還有很多像是憤怒或煩躁之類的負面情緒，會在短短幾分鐘內耗盡這些能量。

　　瑜伽的完美放鬆：瑜伽練習可以補充身體的能量，這就是為什麼瑜伽課後您永遠不會感到筋疲力盡。相反地，你會感到充滿正能量。瑜伽課的最後是「深度放鬆」，在這種狀態下，僅使用了很少量的生命能量（prana），剩餘的能量被儲存，這種深度放鬆包括身和心的放鬆。因此，幾分鐘的瑜伽放鬆，可以比幾個小時的不安定睡眠更有效地為我們充電，並給我們帶來更多的內心平靜。

4. 適當的飲食

　　食用天然食物（不含防腐劑或人工香料），少吃加工食物和甜食，多喝水。多吃蔬菜水果、豆類、穀類、堅果類食物，以及含有可提升免疫力有關的各種維生素、稀少礦物質、抗氧化物質、酵素及蛋白質。

　　少吃加工食物和甜食，食物也不要長時間存儲、精製或過度烹飪。當身體的毒素負擔減少，淋巴液處理的廢物和毒素也越少，流動的效率就越高。喝大量的水，避免脫水，您的身體需要水分來保持淋巴液的運行。

　　「吃是為了活，活著不是為了吃」－這就是瑜伽人對營養的態度。姑且不論新冠病毒疫情的源頭是否與「吃生蝙蝠」有關，但很多病是吃出來的。瑜伽練習者會選擇對身心產生最正面的影響，而對環境和其它生物產生最少負面影響的食物。

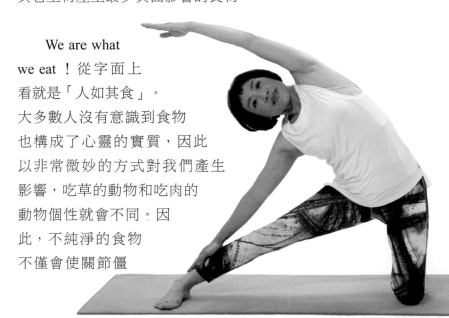

　　We are what we eat ！從字面上看就是「人如其食」。大多數人沒有意識到食物也構成了心靈的實質，因此以非常微妙的方式對我們產生影響，吃草的動物和吃肉的動物個性就會不同。因此，不純淨的食物不僅會使關節僵

保持樂觀和正面的心態，就是得到健康的最基本方法

重和嗜睡的感覺。它們為慢性病或抑鬱症的出現提供了肥沃的土壤。瑜伽飲食由純淨食物組成，有助於我們保持身心健康。

5. 正面的思考和冥想是內心平靜的關鍵

充滿消極想法與各種情緒的大腦很難平靜下來，大家受資訊與新冠病毒疫情影響，有很多的恐懼不安，但是負面情緒反而會讓免疫力下降。

規律的冥想不僅促進心靈平靜，身體和精神狀態都會很好。但是在進行冥想之前，我們需要透過專注技巧和正面思考來練習。

最後，除了上述方法可以幫助我們之外，還要有充足的睡眠、多喝水、少甜食、注意保暖、不要熬夜、不要吸菸並遠離二手菸。多唱唱歌、多大笑，快樂提升免疫力喔！

04

各部位放鬆

從西醫的解剖系統來談肌筋膜與筋膜；從中醫的經絡系統來談十二條經絡及奇經八脈的經筋與筋絡；從神經的邊緣系統來談精神及神經；從瑜伽來談脈輪的情緒；都可透過施予適當外力讓身體舒緩通暢。

例如在發炎腫脹處需輕如鴻毛輕輕推移，在激痛處輕輕推移時反而會感到重如泰山，使人痛到跳起來。當肌筋膜和軟組織都放鬆後，身體自然舒緩，再配合陰陽五行的哲學思想，自然運行於全身並啟動自癒力時，人就會感到輕鬆起來。

:::: 軟木按摩輔具的特性 ::::

選擇輔具材質的區別

❶ 太軟觸及深度太淺,無法完全有效推移沾黏處。

❷ 軟木觸及激痛點,可有效推移沾黏處。

❸ 太硬觸及深度過深,易使筋膜更緊張或僵硬,造成二度傷害。

不同材質球體,按摩深度不一

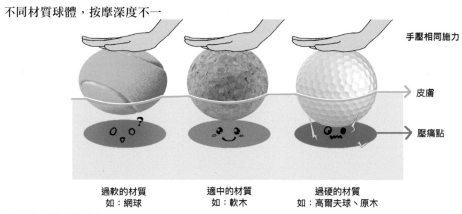

手壓相同施力

皮膚

壓痛點

過軟的材質
如:網球

適中的材質
如:軟木

過硬的材質
如:高爾夫球、原木

軟木的特性

❶ 如皮膚般觸感柔順的親膚性　　❷ 如氣囊般的彈性細胞

❸ 止滑且吸汗吸油　　　　　　　❹ 抗菌性

❺ 高回彈性及支撐性　　　　　　❻ 快速舒緩緊繃及痠痛

軟木的保存方式

❶ 經常使用會因摩擦變黑,屬於自然現象,完全不影響功能,可

用清水擦拭過後陰乾再曬太陽。

❷ 請勿使用尖刺物破壞表面，以免造成剝落損壞。

❸ 軟木表面易吸水及油漬，請儘量放置在通風乾燥處。

❹ 軟木有抗菌消臭的特性，不會有黴菌滋生問題，但台灣氣候潮濕，若有附著食物及染料等，請立即清潔。

按摩施壓方法

施壓強度	1. 輕柔壓法：觸及表淺筋膜層，單手掌輕放於按壓點上不加壓。 2. 輕度壓法：觸及深層筋膜層，單手輕放於按壓點上稍加壓。 3. 中度壓法：觸及肌外膜層，雙手掌交疊加壓於按壓點上。 4. 重度壓法：觸及肌內膜層，易產生極度痠痛，全身力量加壓於按壓點上。
施壓方向	1. 順著肌肉紋理的方向。 2. 逆著肌肉紋理的方向 (如撥筋)。 3. 定點向下小範圍施壓。 4. 定點向下加大範圍施壓。 5. 定點停留再滾動或轉動 (如撥筋)。 6. 滾動後再定點停留。 7. 定點完全停留。
施壓時間	1. 輕柔壓法時間可長達 5 分鐘。 2. 輕度壓法時間可長達 3~4 分鐘。 3. 中度壓法時間可長達 1~2 分鐘。 4. 重度壓法時間可長達 30 秒。

:::: 筋膜放鬆運動四大面向 ::::

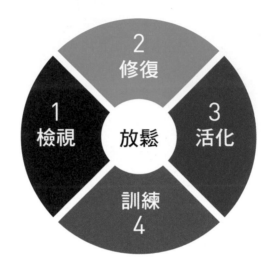

　　筋膜在人體結構俱備著四大基本功能：形塑、動作、供應及傳遞！（詳細內容請參考第一章）。筋膜放鬆運動完整涵蓋上述圓形圖的四大面向原則，讓筋膜能夠有效的恢復及獲得提升，使得全身筋膜網絡擁有最佳的保養與照護。

　　本書筋膜放鬆運動的四大機制：檢視、修復、活化及訓練，都會用顏色來標示圖中類型，透過這個標示，練習者可以很清楚地將每個動作歸類。而且不論是病患、健康人及運動員，只要透過這個圓形圖示動作，都可以輕輕鬆鬆打造屬於自己的訓練模式，來獲得健康及養生目的。

1. 檢視

　　筋膜是人體最大的感覺器官，負責執行「傳遞」的基本功能，對於

大腦指揮動作而言，覺察自己的一舉一動是相當重要！尤其現代人因科技發達造成活動量不足的生活形態，導致筋膜緊繃造成長期痠痛。若有特別疼痛的症狀，例如：五十肩、網球肘、板機指、骨刺、坐骨神經痛，甚至頭暈、頭痛、自律神經失調等等，其實都是身體筋膜受傷不斷代償的結果，必須透過覺察身體的疼痛區域來檢視筋膜健康狀況，才能找到真正發生的問題根源。

2. 修復

筋膜的特性是隨「力」變化，必須透過按壓與拉伸才能使筋膜發生作用。筋膜就像人體的大海綿，受傷的筋膜就像乾掉的海綿水分無法進出，於是不能將細胞代謝物排出體外而造成沾黏問題，這時透過「檢視」方式找出疼痛區域，進行按壓來讓肌筋膜重新充水，將長年累積的細胞代謝物慢慢排出體外，才能逐漸恢復「供應」的基本功能，讓受傷的筋膜開始產生修復作用。

3. 活化

當受傷的肌筋膜開始修復後，受到沾黏影響的神經、血液及淋巴系統會慢慢暢通，恢復原來「動作」的基本功能，使緊繃或因長期痠痛的部位獲得紓解。

4. 訓練

經過前面三個步驟：檢視、修復、活化後，雖然已經慢慢讓受傷肌筋膜恢復健康，但第一章提到筋膜有適應性的特質，長期肌筋膜沾黏導致姿勢不良問題，身體筋膜系統其實還保持著受傷時的記憶！訓練的步驟就是透過瑜伽的伸展動作，來喚醒筋膜完全恢復「形塑」的基本功能。每天透過檢視、修復、活化及訓練，不斷的反覆練習這四大步驟，再搭配水分的補充，將讓您的筋膜保持健康！

:::: 筋膜放鬆的注意事項 ::::

哪些部位不能自我按摩放鬆？

不能直接按壓於脊椎、關節與骨頭，這些地方都不適合直接按壓給予額外壓力。

脊椎裡有許多脊髓神經貫穿並支配全身的動作與感覺，直接按壓可能會壓迫神經。關節是連結骨頭與骨頭之間的重要橋樑之一，同時也是人體的內建緩衝墊，不需再給關節額外的壓力。直接按壓骨頭則會因為單點的壓力較大，反而帶來不適，不會有放鬆的效果。

哪些狀況不適合自我按摩放鬆？

✚ 急性外傷與發炎

任何急性傷害、扭傷、挫傷、骨折與開放性傷口、正在發炎的部位皆不可按摩。

✚ 腫瘤

不可按摩於有腫瘤處。

✚ 關節病史

曾做過關節融合、人工關節、關節脫位、關節半脫位的部位等。

✚ 血管病變

靜脈曲張的部位、疑似或已有血管硬化的疾病，按摩時可能造成血塊剝落，血栓隨著血流留至不同器官，造成不同阻塞的危險性。

+ 年長者

年長者在腋下、腹股溝和膝窩等部份，在操作時要稍微注意或者避開這些部位。

哪些人可以按，但必須特別小心？

+ 骨質疏鬆

按壓時必須特別小心力道的拿捏，尤其是更年期的女性，以及在肌肉包覆較少的區域，如：鎖骨、肋骨、胸椎兩側等。

+ 孕婦

這裡指高危險群的孕婦（如：子癲癇症、易流產體質、子宮頸閉鎖不全等）。孕婦執行的力道必須輕，時間避免操作過久，同時避開中醫裡易造成宮縮的穴位，如：三陰交、八髎穴、合谷穴、肩井穴，避免引起宮縮造成出血或流產的可能。

+ 特殊疾病

如果有高血壓、心臟病、免疫性疾病等，或不確定是否可執行自我按摩，可以在執行前詢問專科醫師。

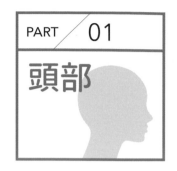

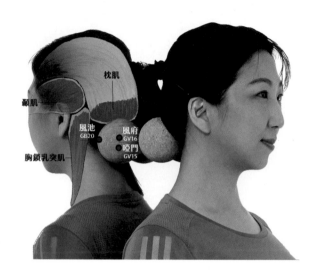

頭部是身體的首要部位，經由輔具接觸可刺激到相關的神經系統和結締組織並配合呼吸，可疏通經絡、放鬆肌肉、活血化瘀、緩解痙攣，有助於舒緩現代人因工作壓力，所造成的腦壓和眼壓過高、頭痛、落枕、肩頸僵硬、失眠等等，還能提升睡眠品質。

足少陽膽經——

風池穴：功能是醒神開竅、袪風發表、清利頭目、活血通經。主治：中風眩暈、頭痛、頸項強痛、失眠健忘、肩背痛。

督脈——

啞門穴：功能是疏風活絡、開竅醒神、通利機關。主治：舌緩不能言、中風、癲狂、後頭痛、上肢震顫。

風府穴：功能是袪風清熱、清心開竅、通利機關。主治：中風舌緩不語、頭風頭痛、眩暈、失音、黃疸、嘔吐、喘息、抽搐等。

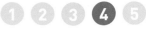

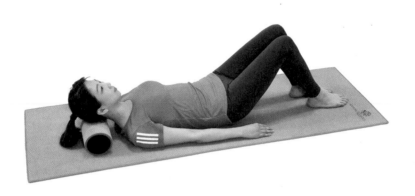

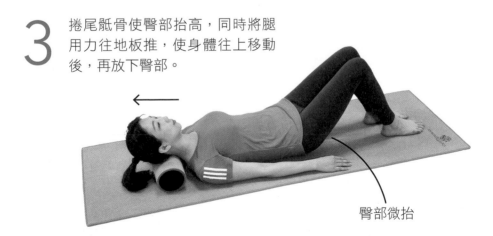

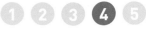

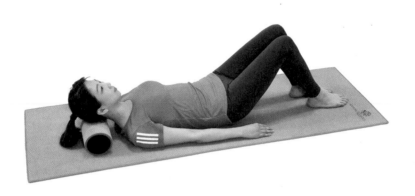

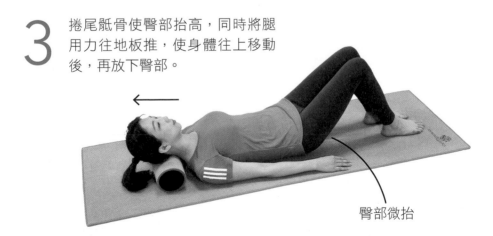

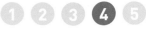

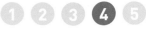

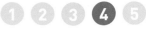

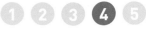

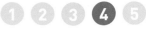

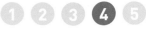

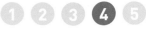

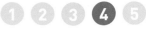

按摩步驟

1 身體呈正躺姿，雙腳彎曲腳底踩地。

2 把滾筒放置於頭顱枕下肌群上，頭先微微左右轉動，輕滾適應按壓力道。

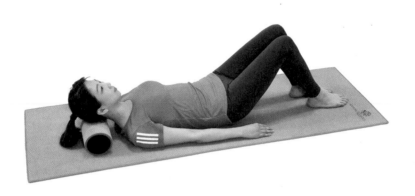

3 捲尾骶骨使臀部抬高，同時將腿用力往地板推，使身體往上移動後，再放下臀部。

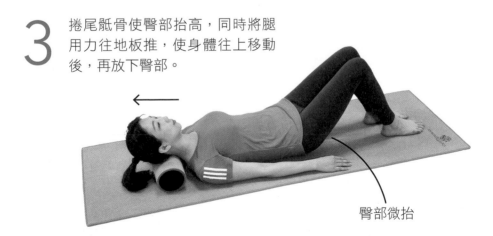

臀部微抬

檢視

修復

活化

訓練

4 頭向右轉眼睛向右看稍作停留，
再向左看稍作停留。

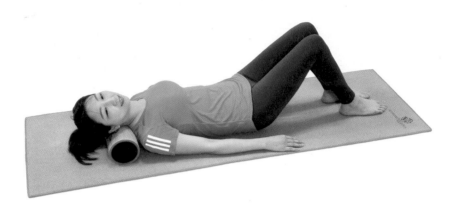

5 頭向左轉眼睛向右看稍作停留，
再向左看稍作停留。

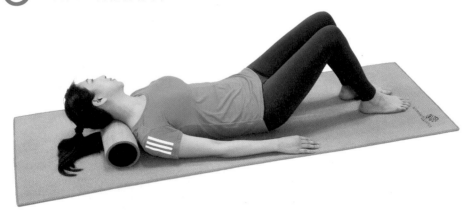

6 找到沾黏區塊或疼痛處，重複步驟 4
和步驟 5 來回橫向及縱向擺動按壓，
可增加筋膜的延展性。

7 加強側面可改以側躺，用滾筒橫向及
縱向來回按壓頭部及頸部側面。

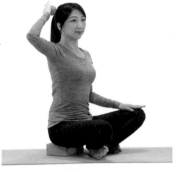

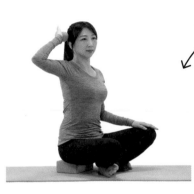

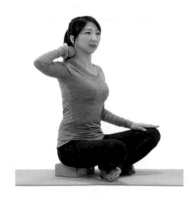

* 照片是以球示意要按壓的部位，
　實際操作請躺在滾筒上。

TIPS

1 —— 剛開始使用時以滾筒操作為佳，當頭部筋膜達到放鬆後，想要加強更
深層時，可改換花生米形或軟木棒進行，或坐或躺皆可，以躺姿為佳。

2 —— 當按壓到感覺很痛時，最好多做放鬆呼吸並停留，觀察是否有漸漸舒
緩，若無則需經指導再進行，或縮短按壓時間，再慢慢循序漸進增加
按壓時間和次數。

PART / 02

肩頸部

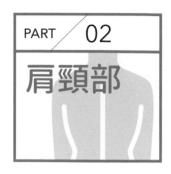

筋膜   間隔區

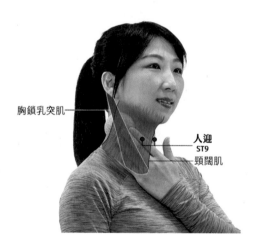

胸鎖乳突肌

人迎
ST9
頸闊肌

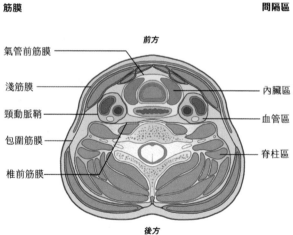

前方

氣管前筋膜

淺筋膜

頸動脈鞘

包圍筋膜

椎前筋膜

內臟區

血管區

脊柱區

後方

　　解剖系統的頸部為連接頭部到軀幹管狀構造，其獨特的淺前筋膜中含有一層薄薄的頸闊肌（如上圖左），而深頸筋膜的排列呈數個明顯分層（如上圖右），前後側都有主動靜脈經過。

　　無論以球、滾筒或花生米，皆以大面積或深或淺觸及身體，頸部保養的重要性不容小覷。

足陽明胃經——

人迎穴：功能為通脈降逆、理氣利咽。主治：頭暈、目眩、氣喘、面赤、咽喉腫痛、頭痛、高血壓、無脈症、甲狀腺腫大。

手陽明大腸經——

扶突穴：功能為止痛消腫、宣肺理氣。主治：頭項強痛、咽喉腫痛、氣梗失音、甲狀腺腫大、頸淋巴結核、枕小神經痛等。

足少陽膽經——

肩井穴：功能為疏經通絡、理氣降痰。主治：肩背痛、臂不能上舉、落枕、難產等。

督脈——

大椎穴：功能為疏風解表、清熱通陽，肅肺寧心、活絡起痿。主治：外感寒熱、咳嗽、癲癇、于勞七傷等。

檢視

修復

活化

訓練

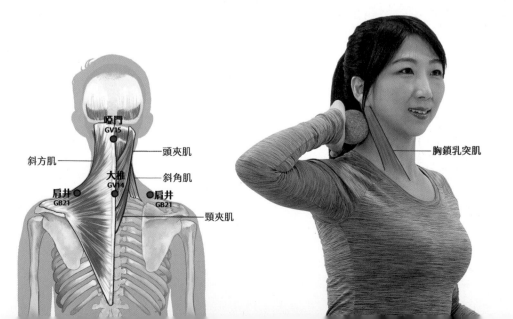

按摩步驟

1 採坐姿，筋骨較緊者為使背部挺直，
需臀部坐在瑜伽磚上，以防駝背。

2 輕輕滾動前側淺筋膜，即可微牽拉
筋膜數圈後漸漸自然深入深層筋膜
處，注意不宜重壓。

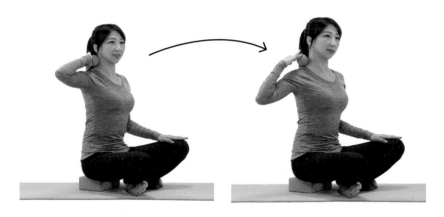

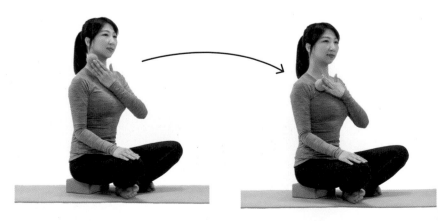

3 採躺姿，以滾筒由枕下肌群往下縱向滾至第七節頸椎〔大椎穴〕做停留。

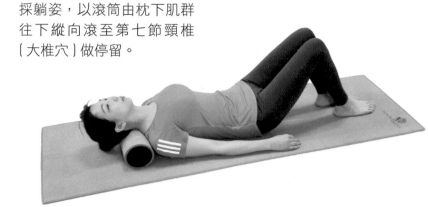

4 頭右轉後以球形輕輕滾動頸前側數圈後，再頭左轉相同做法。

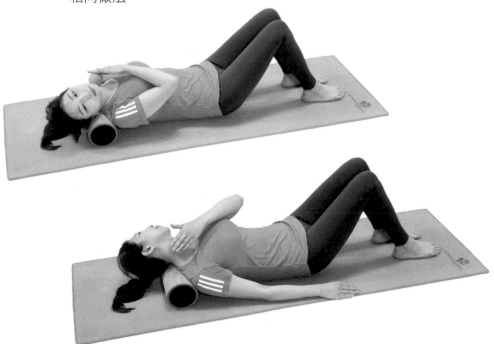

5

捲尾骶骨使臀部抬高，大椎穴壓在
滾筒上，讓肩部穩定在滾筒上並放
下臀部，重複步驟 3。

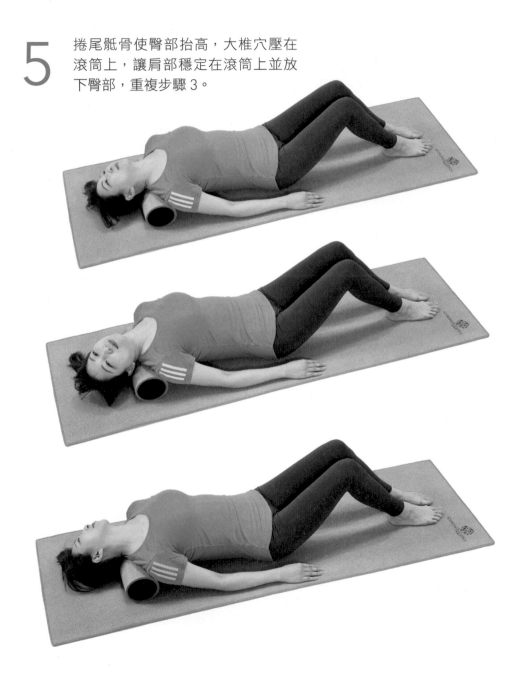

6 滾筒放鬆一段時間後才得改用花生
米形再加強，以免過度緊繃強壓讓
肌筋膜攣縮，使放鬆效果減半。

* 照片是示意要按壓的部位，實際請
　躺著操作。

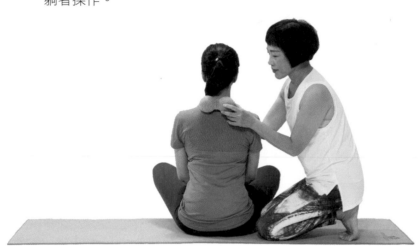

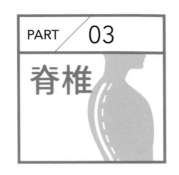

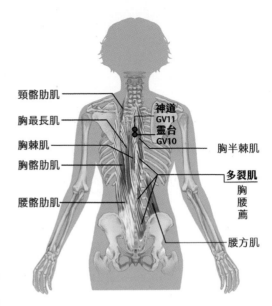

頸髂肋肌

胸最長肌

胸棘肌

胸髂肋肌

腰髂肋肌

神道
GV11
靈台
GV10

胸半棘肌

多裂肌
胸
腰
薦

腰方肌

而經絡系統的督脈循行其上，其中（位於第五胸椎下）和靈台穴（位於第六胸椎下）近心臟處與心神有關，堵塞易健忘、驚悸、頭痛、咳嗽、背痛、疲勞等等。以陰陽平衡原理使脊椎兩側肌群放鬆及縮小差異性，身體自然可達到正位，促進氣血循環順暢，精氣神自然好起來了。

督脈——

長強穴：功能為固脫止瀉、涼血鎮痙。主治：便血、便祕、痔疾、尾骶痛等。

命門穴：功能培元溫臀、強健腰膝，固精止帶、疏經調氣。主治：脊強、腰痛、陽萎、痛經、腰膝痠軟等。

靈台穴：功能為宣肺通絡、清熱解毒。主治：喘嗽久咳、寒熱外感、胸引背痛等。

神道穴：功能為鎮驚寧神、清熱通絡。主治：健忘、驚悸、身熱、頭痛、咳嗽等。

奇穴——

華陀夾脊：功能為通經活絡。上背夾脊穴主治：胸部、心、肺病證。下背夾脊穴主治：上腹部、肝、膽、脾、胃病證。腰部夾脊穴主治：下腹部、腎、腸、膀胱及下肢病證。

按摩步驟

1 身體以正躺姿勢，上背部躺在滾筒
上腳屈膝、腳掌踩地。

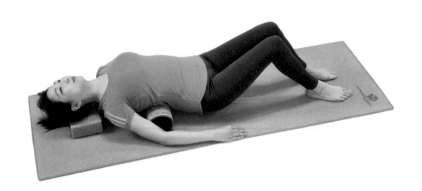

2 滾筒順著脊椎往下滾動，先將淺層脊椎
旁肌群放鬆達到舒緩，並尋找會使身體
左右搖擺的激痛處、沾黏區或無力處。

* 照片是示意要按壓的部位，實際請躺
在滾筒上操作。

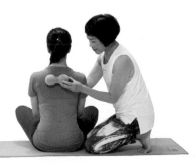 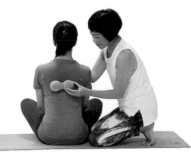

檢視

修復

活化

訓練

3 頭躺在磚上，改換花生米形放在脊椎兩側，由
肩部順著脊椎一節一節往屁股方向按壓，找到
特別痛處時要稍作停留，等待痠痛感漸漸舒緩
再換位置。

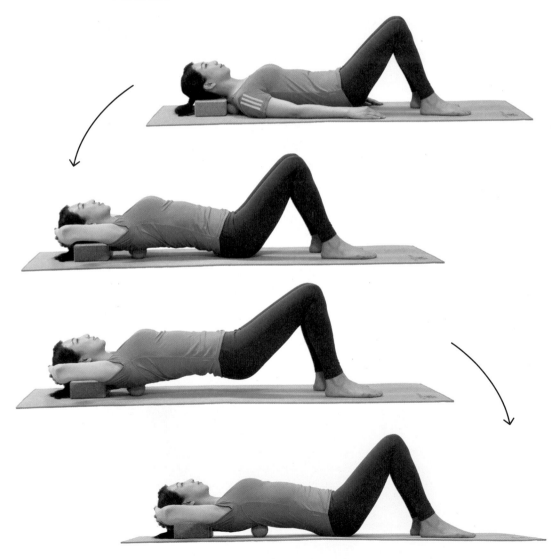

4 有些人剛開始按壓不會痛，經過按壓一段時間
後才會痛，則代表淤塞處在脊椎深層肌群，則
可收尾骶骨把屁股抬高，接續加強按壓激痛區
塊並橫向搖擺屁股。

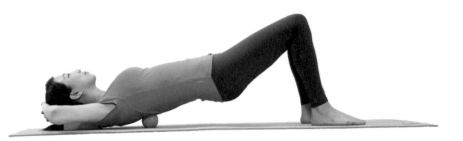

5 回到步驟 3 的位置，針對粗壯或無力的肌群做放鬆或強化，其方
式有下列 4 種：

A. 雙手做環狀繞圈，速度愈慢效果越深，可彎手肘或打直。
B. 雙手往頭方向抬高再慢慢往腳方向下放。
C. 雙手肘在胸口合併再慢慢往地板方向打開呈投降動作。
D. 投降動作再往上抬高後，手肘往脊椎方向夾緊。

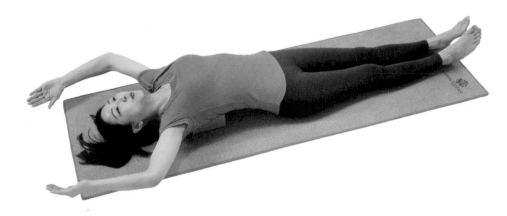

5

一直按至超過乳房部位後，換腳掌及腳踝掌控
按壓部位，刻意針對粗壯或無力肌群做按壓，
很多人在腰椎第 4 節、第 5 節及薦椎第 1 節部
位有痠痛問題，可以花 3 至 5 分鐘停留去緩解
及放鬆。

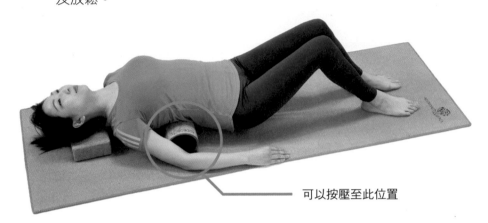

可以按壓至此位置

TIPS

1 —— 需注意手與肩關節的相對位置，不需過度加壓，若產生撕裂感需暫停
並休息；也可輕壓停留時間拉長，繼續輕壓後可能會出現手麻現象，
在臨床上多屬堵塞處經加壓後通氣血所造成。

2 —— 核心保持穩定，脊椎與腰椎端需要特別注意，當肚子一放鬆時則壓迫
性會更強。

3 —— 找到沾黏處時，亦可略將臀部抬起或放在地上，加強按摩力道時要注
意自己身體是否可承受，不要過度強壓使身體無法放鬆。

4 —— 當按壓過部位出現紅腫或皮膚搔癢，都是加強循環的反應，如同刮痧
反應。

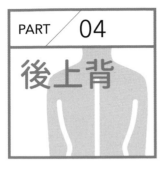

PART / 04

後上背

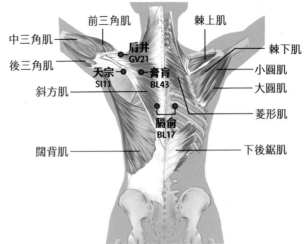

上班族久坐辦公時，很多人會出現駝背現象，會造成腹側肌群太緊、背肌無力，因而胸悶、心悸、呼吸不順、易頭暈目眩等症狀。

手太陽小腸經——

天宗穴：功能為舒筋止痛、散寒祛風。主治：肩臂痛不舉、麻木、肩胛痛、寒熱肩腫等。

足太陽膀胱經——

膏肓穴：功能為滋肺健脾、益腎培元、補氣寧神。主治：風勞虛損、盜汗、心悸、失眠、胸痛、脾腎虛損等。

膈俞穴：功能為和營血、寬胸膈、調脾胃、降衝逆。主治：胸悶、胃痛、嘔吐、潮熱盜汗、心痛、胃炎、各種與血有關的疾病。

檢視

修復

活化

訓練

按摩步驟

1 身體以正躺姿勢，先上背部平躺在滾筒上雙手放在後腦勺，讓頭放在手心上，協助胸鎖乳突肌放鬆（避免僵硬者易呼吸困難或頭暈），腳屈膝屁股著地，腳掌踩地。

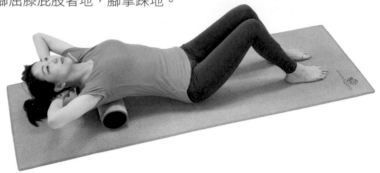

2 上背部往左邊側彎，腳跟著地、腳掌抬高再往下踩，讓滾筒上下滾動，使大、小圓肌、闊背肌、菱形肌被滾筒按壓及撥動，再改身體左右搖擺去尋找過度收縮或鬆軟的肌群按壓及撥動。

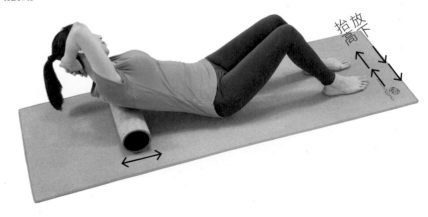

抬高 放下

3 上背部往右邊如 2 步驟。

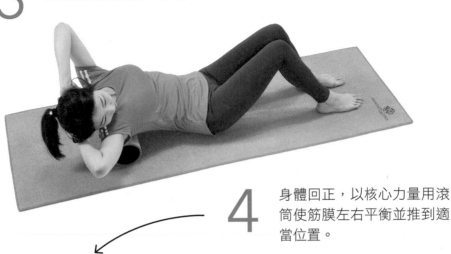

4 身體回正，以核心力量用滾筒使筋膜左右平衡並推到適當位置。

5 上背部正位平躺於滾筒上，改以雙腳左、右傾斜 30 度、45 度、60 度，依不同角度做停留，以核心力量訓練闊背肌與腹部核心間的扭轉動作，加強平衡及代謝循環。

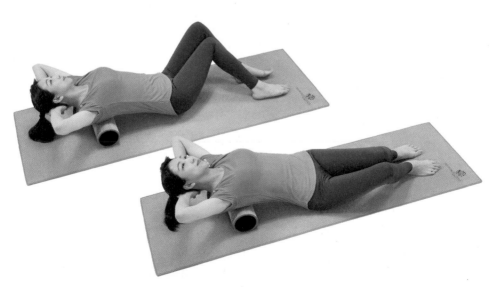

6 上背部正位平躺於滾筒上，頭正平躺在磚上，雙手放鬆
在身體兩側，下巴收，尾骨微捲，練習後彎開胸，配合
呼吸練習，強化心輪和臍輪。

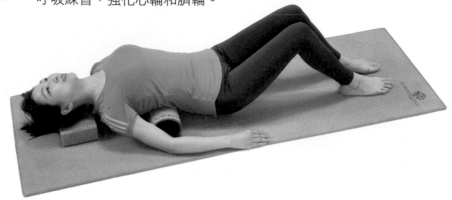

7 以上步驟均可以輕鬆完成後，再把腳伸直延展全身。

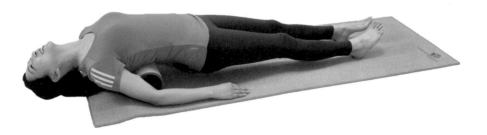

TIPS

1 —— 頭躺在雙手上時，讓手肘儘量打開，將胸大肌伸展。

2 —— 腋下有開刀者，要評估可以開展角度，不要強硬打開。

3 —— 腋下開完刀可能會使手抬不上來或抬起有撕裂感，為預防頸部僵硬無
力造成頭暈，改採頭正躺在瑜伽磚上，雙手放在腹部上以利放鬆。

4 —— 找到沾黏處時，亦可略將臀部抬起及放在地上，加強按摩力道及訓練
核心力量。

5 —— 肩頸僵硬及開過刀者儘量不要頭懸空，避免頭暈或呼吸不順或憋氣。

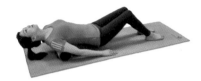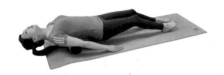

6 —— 覺察到沾黏處過於堅硬時，可改採花生形或球形加強深層筋膜。

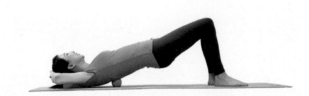

7 —— 頸部開過刀者不宜頸部過彎。

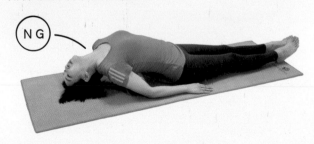

8 —— 一般要將下巴往胸口收，不宜讓頭過於後仰。

9 —— 腳過於貼至地面，則失去訓練強化作用。

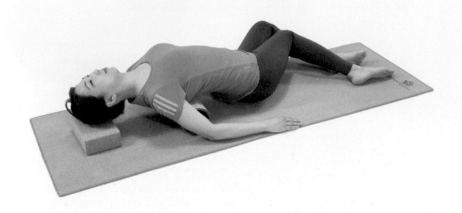

10 —— 軟木棒易強壓到脊椎上的骨頭，建議以滾筒為主。

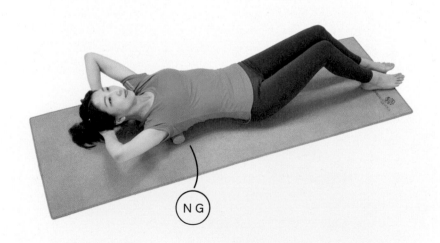

NG

PART / 05

手臂

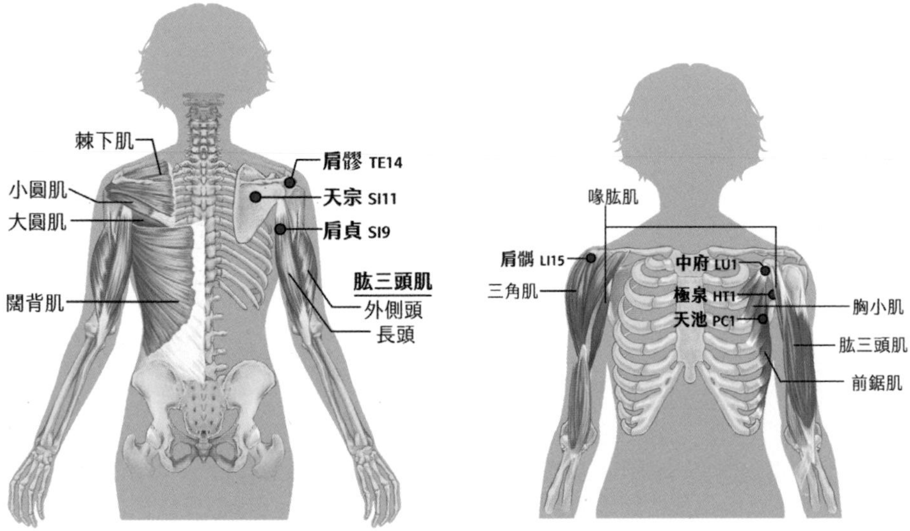

棘下肌
小圓肌
大圓肌
闊背肌

肩髎 TE14
天宗 SI11
肩貞 SI9

肱三頭肌
外側頭
長頭

喙肱肌

肩髃 LI15
三角肌

中府 LU1
極泉 HT1
天池 PC1

胸小肌
肱三頭肌
前鋸肌

檢
視

修
復

活
化

訓
練

　　手部常見問題多數在神經麻痛，如局部壓力、神經損傷、神經結締
組織沾黏、缺血、血管神經屏障受損、發炎或滑膜組織異常等。手部
反覆抓握、上肢長期負重、運動累積傷害、睡眠習慣側躺、長時間使
用手機等，都可能會引發相關症狀，此按摩法可以舒緩五十肩及腕隧
道症候群問題。

經絡系統的手三陽

胸小肌中——

　　肺經中府穴，功能為宣肺利氣、止咳平喘。主治胸中痛、咳喘上氣、寒熱皮痛、肩背痛。

三角肌中三焦經——

　　肩髎穴，功能為主祛風濕通經絡，主治臂痛、肩重不舉、上肢麻痹癱瘓。

後三角肌中小腸經——

　　肩貞穴，功能為疏風活血、通絡散結。主治肩臂痛不舉、耳聾耳鳴。

肩胛崗下肌中——

　　天宗穴，功能為舒筋散風、行氣寬胸。主治肩胛痛、氣喘、咳嗽、乳房腫痛。

經絡系統手三陰

三角肌——

　　手陽明大腸經肩髃穴主治肩周炎，臂臑穴主治瘦臂。

手少陰心經——

　　極泉穴：功能為寧心止痛、通經活絡、興廢起痿。主治：心痹胸痛、上肢麻痹不遂、肩痛不舉、臂叢神經損傷、肩關節炎等。

手厥陰心包經——

　　天池穴：功能為開胸順氣、清肺止咳。主治：咳嗽多痰、氣喘、心煩、頭痛、腋下腫等

按摩步驟

1 身體以側躺姿勢，滾筒置於左腋下，左腳打直、小腳趾側點地，右腳膝彎腳掌踩地，以利穩定身體易於左右移動，按壓後背的大小圓肌、闊背肌、腋窩（極泉穴）、前胸的胸大肌及胸小肌（中府穴）。一般第一次此動作多數會痛，經數次按壓之後會漸漸舒通而緩和下來。胸鎖乳突肌過緊者，可以將臉朝向地面或手掌撐頭。

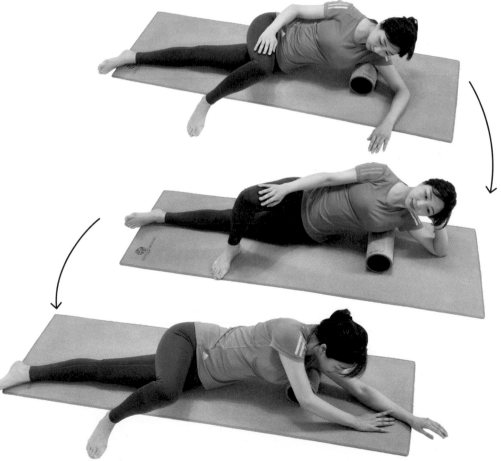

2 　動作同上，身體微向後轉，左手臂手心朝上與朝下轉動，
腳推地使滾筒可上下滾壓及撥動肱三頭肌及喙肱肌，並
刺激相關穴位。

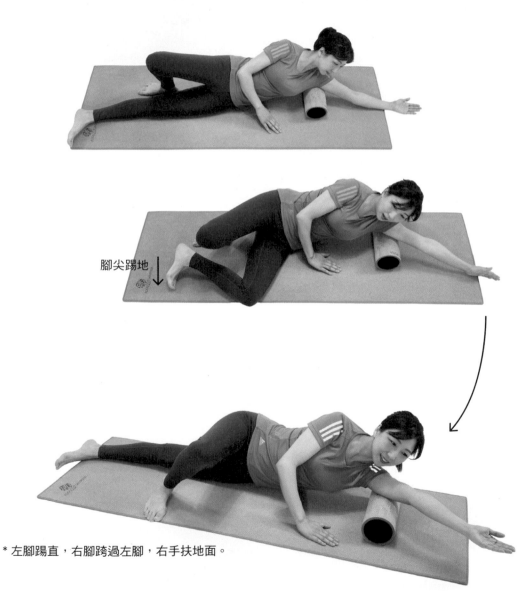

腳尖踢地

* 左腳踢直，右腳跨過左腳，右手扶地面。

3 放鬆左手三角肌時，左手臂三角肌和右胸鎖乳突肌僵硬者，可以加瑜伽磚撐起頭部。放鬆頸部肌群，針對三角肌固定按壓約 1 分鐘，筋膜自然放鬆後，移動部位找尋壓痛點使筋膜放鬆。

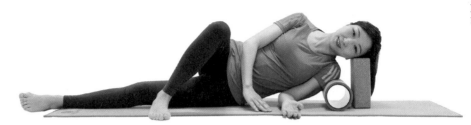

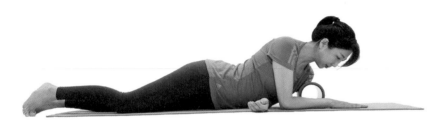

4 全身趴著讓滾筒貼在肱二頭肌上，揮手撥動肱二頭肌，同時雙腳踢地讓滾筒滾撥胸大肌，全身放鬆伸展。

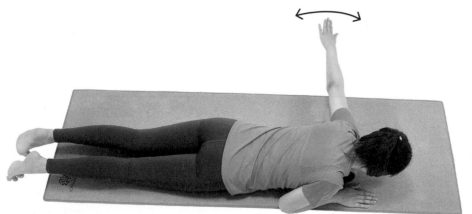

5 左手前臂置於滾筒上手心朝上，右手肘壓在左手前臂上，手掌旋轉呈手心朝下，使筋膜和相關肌群如扭轉毛巾般，達到放鬆及延展後，再平貼於滾筒上再放鬆。

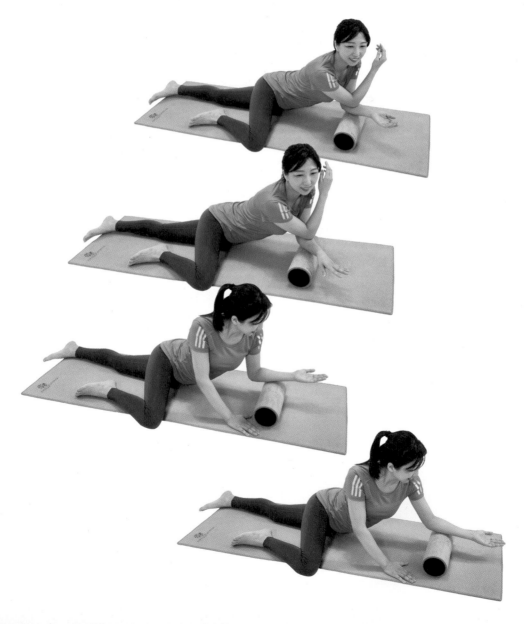

6 全身平躺，讓背部平躺在瑜伽磚上，頭自然放在地上，若頸部僵硬者，可以用毛巾將頭部墊高，減輕頸部和臉部因僵住而憋氣。雙手放鬆在身體兩側，下巴收，尾骨微捲，練習雙手與肩胛骨間旋轉肌群的正位。

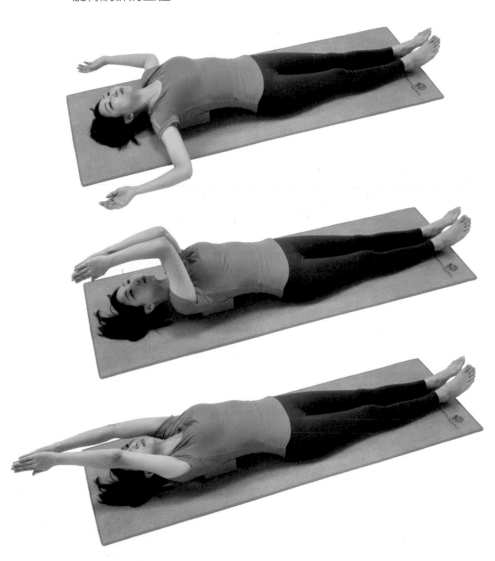

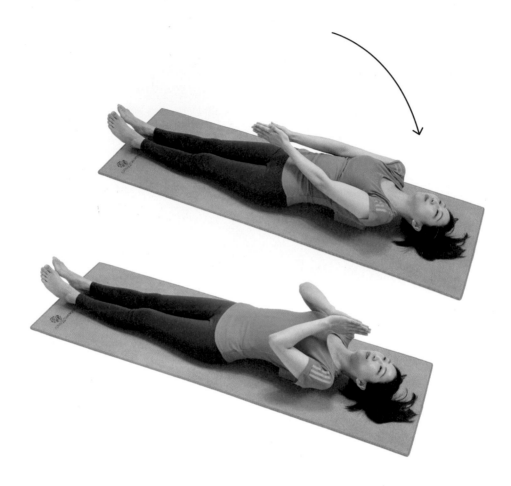

7
右手按壓方法同 1~5 步驟。

TIPS

1 —— 需注意手與肩關節的相對位置,不過度加壓,讓身體能放鬆的練習。

2 —— 手腕、手肘、肩頸有些微錯位時,請把速度放慢,尋找僵硬肌群並透過按壓恢復彈性。

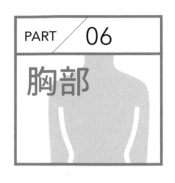

PART / 06

胸部

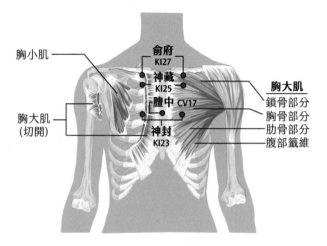

胸小肌

俞府 KI27
神藏 KI25
膻中 CV17
神封 KI23

胸大肌 (切開)

胸大肌
鎖骨部分
胸骨部分
肋骨部分
腹部纖維

　　當胸悶氣短現象出現時，多數人會用捶胸來舒解症狀；當受到驚嚇時，會抬起手來拍拍胸脯安撫情緒；當氣喘出現時，會用手來平撫順氣。這些排解都是人們的習慣反射動作，但是只能暫時緩解。經由輔具進入深淺筋膜層及配合呼吸，才得以有效舒解。

足少陽腎陰——

　　俞府穴：功能為宣降肺氣、平喘止嗽。主治：胸痛、咳嗽、氣喘等。

　　神藏穴：功能為寬胸順氣、安神定喘。主治：胸痛胸悶、咳嗽氣喘、煩滿不思食等，是與心臟相關之生死穴。

　　神封穴：功能為安神鎮驚、通乳。主治：心悸、乳癰、寒熱等。

足陽明胃經——

　　缺盆穴：功能為宣肺降逆、清熱散結、止痛活絡。主治：咳嗽氣喘、胸中滿悶、上肢痿廢攣痛等。

奇經任脈——

　　膻中穴：功能為寬胸降逆、清肺化痰、調氣寧神。主治：氣喘、咳嗽、胸悶、心痛心悸、婦人產後乳少等。

按摩步驟

1 身體以正趴姿勢在滾筒上，雙手交疊放在額頭上，眼睛微閉，雙腳踢地使滾筒滾動鎖骨下方的胸部位置，並放鬆配合呼吸調息。

2 右手撐地，左手掌貼地，讓身體轉往左側按壓至左胸大肌邊縫中，順著邊縫往右微轉切入胸小肌及前鋸肌中，上下左右不同角度按壓。

3 維持步驟2的動作，胸部固定貼在滾筒上，往左翻轉身體，右腳往後方慢慢伸直延展，一直延展至胸大肌。

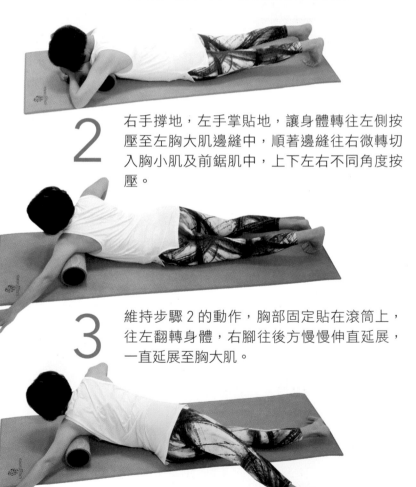

4 右腳回正後,將手肘彎曲、手臂貼在滾筒上,
再翻轉身體右腳往後延展。

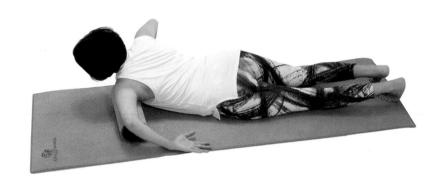

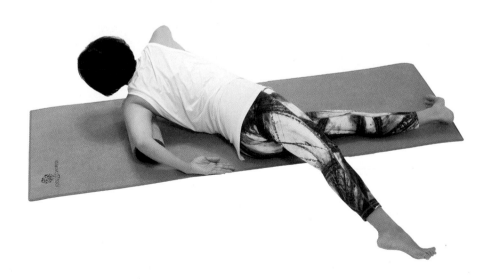

5 改換瑜伽磚，讓頭放在磚上，肩頭可以接觸地面，再次扭轉全身並延展。

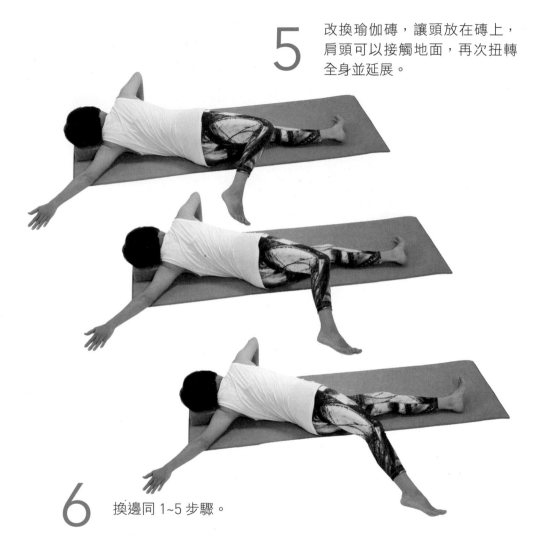

6 換邊同 1~5 步驟。

TIPS

1 —— 需注意手與肩關節的相對位置，肩不能懸空及過度強壓，以 45 度角較能完全伸展至胸大肌，須視個人柔軟情況而定。

2 —— 從腳至手延展手腕、手肘、肩，若有小錯位時，宜把速度放慢，尋找僵硬肌群透過按壓恢復彈性。

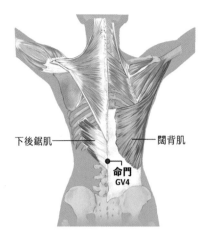

PART / 07

腰部

下後鋸肌　　闊背肌

命門
GV4

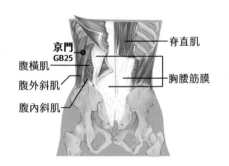

京門
GB25
腹橫肌　　脊直肌
腹外斜肌
腹內斜肌　　胸腰筋膜

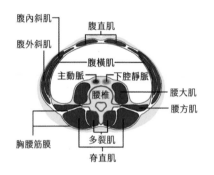

腹內斜肌　　腹直肌
腹外斜肌
腹橫肌
主動脈　　下腔靜脈
腰椎　　腰大肌
腰方肌
胸腰筋膜　　多裂肌
脊直肌

檢視

修復

活化

訓練

　　腰椎在長期姿勢不良又不常運動者，易筋骨僵硬或肌肉流失，將使得腰部承受許多壓力。多數人會出現腰椎滑脫、椎間盤突出等症狀，除了訓練核心肌群和復建拉腰外，可以透過影像檢查看出部位問題和損傷程度，再適度配合經絡調理、按摩和伸展，建構起身體的正位和平衡。

足少陽膽經——

　　京門穴：功能為溫腎利水、化氣和中。主治：腰痛、脇痛、小便不利、腹脹等。

　　帶脈穴：功能為調經止帶、清利濕熱。主治：月經不調、赤白帶下、疝氣、腰脇痛、盆腔炎、子宮內膜炎、外傷性截癱等。

:::: 放鬆淺層筋膜 ::::

按摩步驟

1 滾筒置於身體左側腰。

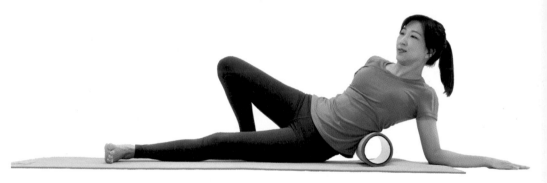

2 側腰頂著滾筒，讓臀部微離地。

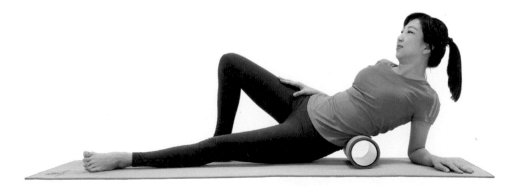

3 運用腳曲伸，配合核心力量，滾動滾筒
按摩腰部後側。

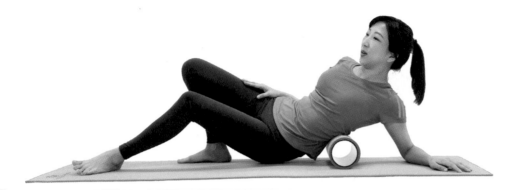

4 右腳跨過左腳使身體微轉向
地面，滾筒按壓左腹側。

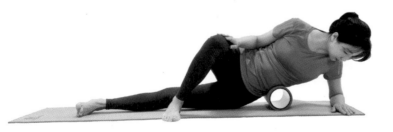

TIPS

需注意滾筒在腰部不
宜採正躺，將臀部放在
地上做大幅度的後彎。

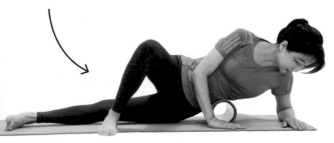

:::: 放鬆深層筋膜 ::::

按摩步驟

1 平躺將花生形放在腰部，臀部
收、尾骶骨抬高。

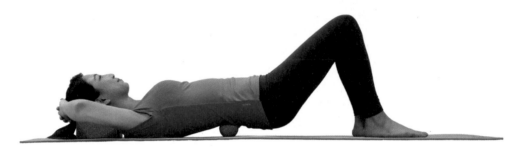

2 姿勢同步驟 1，慢慢鬆開尾骶骨放下臀部。可
以加強核心訓練，重複步驟 1 和 2，來回 3~5
次。

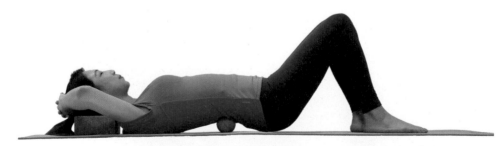

3 姿勢同步驟 1，慢慢將雙腳往左傾斜 30 度，45 度，60 度。右傾
同之。覺察三種不同角度有何變化，每個角度各停留 1 分鐘。

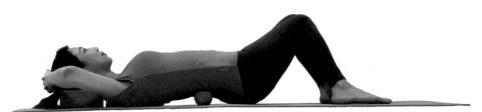

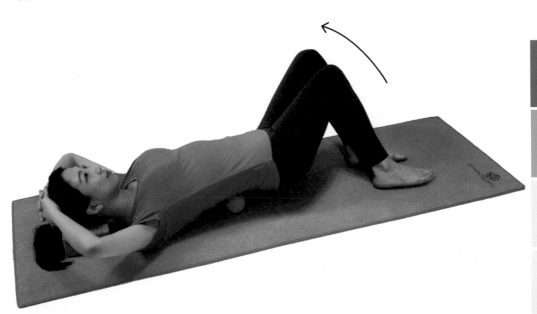

4 姿勢同步驟 1，加強腰部按壓，將腹部微出力收縮骨盆底肌群，抬起臀部，動作同步驟 3。

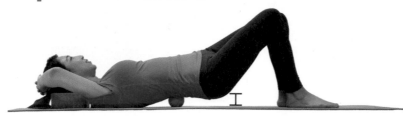

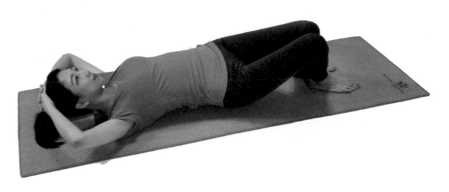

5 雙腳回正，腳跟著地，腳掌抬起再放下，控制輔具上下滾動按壓處，將左右平衡回到正位。

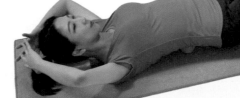

TIPS

若腰部按壓感到非常酸或痛時，不需太擔心危險性。可嘗試時間縮短、次數增加，只要放鬆身體來練習即可。若仍有疑慮，建議找專業老師指導後再練習。

PART / 08

臀部

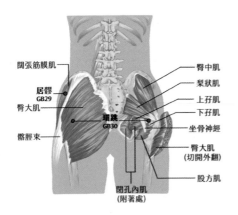

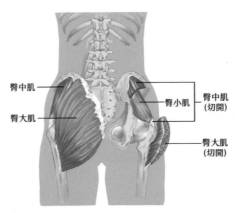

闊張筋膜肌
居髎
GB29
臀大肌
髂脛束
環跳
GB30
閉孔內肌
（附著處）

臀中肌
梨狀肌
上孖肌
下孖肌
坐骨神經
臀大肌
（切開外翻）
股方肌

臀中肌
臀大肌

臀中肌
（切開）
臀小肌
臀大肌
（切開）

　　久坐或久站都將使臀部肌肉無力或僵化，進而造成坐骨神經痛。在臨床發現很多是梨狀肌出問題，進而壓迫到神經所造成的。可先按壓環跳穴和居膠穴紓解壓力，再去訓練並強化臀部肌群，好讓骨盆穩定度提升。

足少陽膽經──

　　環跳穴：功能強腰利髀、袪除風濕、舒筋通絡。主治中風偏癱、腳氣、坐骨神經痛。

足少陽膽經及陽蹻脈交會──

　　居髎穴：疏筋活絡、強腰益腎。主治腰腿疼痛、癱瘓不痿、下利、腹痛。

檢視

修復

活化

訓練

:::: 放鬆淺層筋膜 ::::

按摩步驟

1 滾筒置於左臀，滾壓臀中肌，
利用腳伸曲操控。

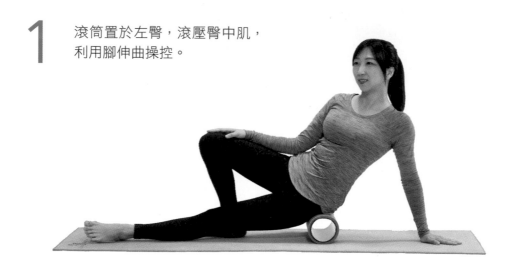

2 側臀在滾筒上，重心壓低，滾
壓臀大肌，利用腳伸曲操控。

3 運用右腳跨過左腳，
轉移角度。

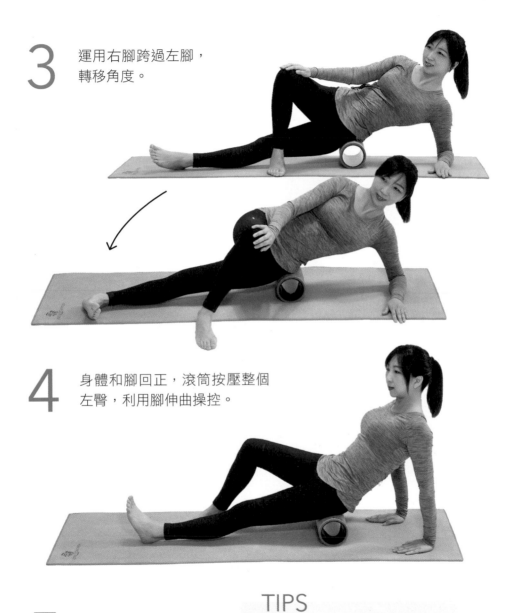

4 身體和腳回正，滾筒按壓整個
左臀，利用腳伸曲操控。

5 換右側，同 1~4 步驟。

TIPS

手撐地過久會不舒服者，可改為手肘撐地。

檢
視

修
復

∷∷ 放鬆深層筋膜 ∷∷

按摩步驟

1 平躺將花生形放在臀部薦椎兩側上，由腳操控上下左右按壓。

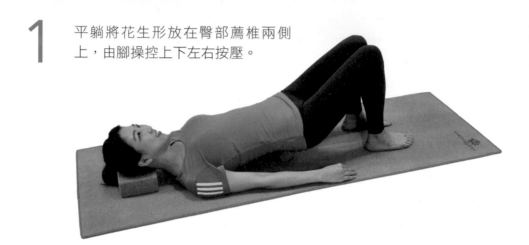

2 姿勢同 1，運用核心控制慢慢將雙腳往左傾斜 30 度、45 度、60 度，可以加強核心訓練，重複步驟 1 和 2，來回 3~5 次。

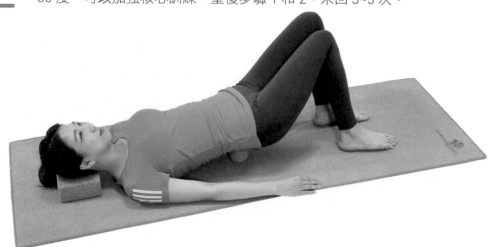

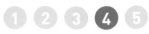
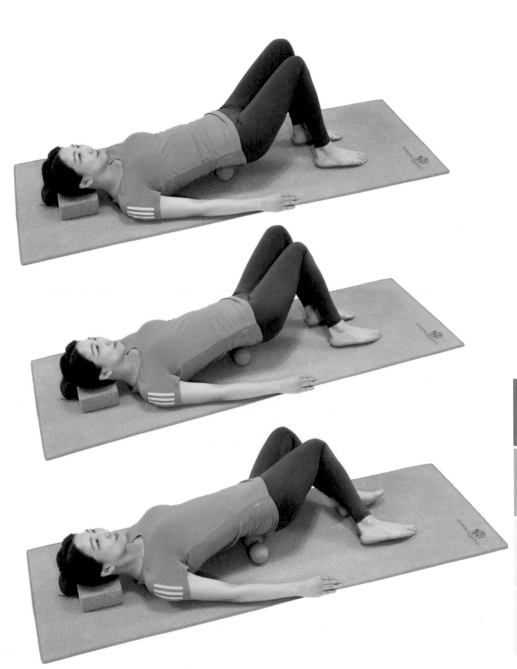

3 轉換至右臀，同 2 步驟，覺察左右臀差異性及變化。

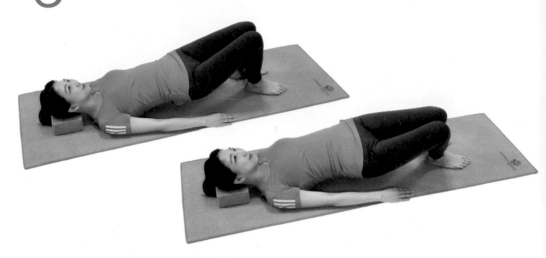

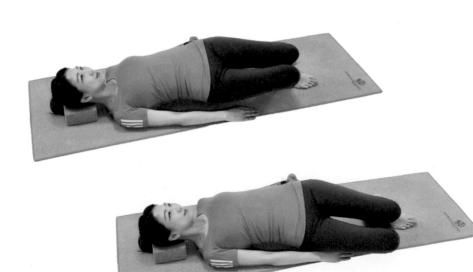

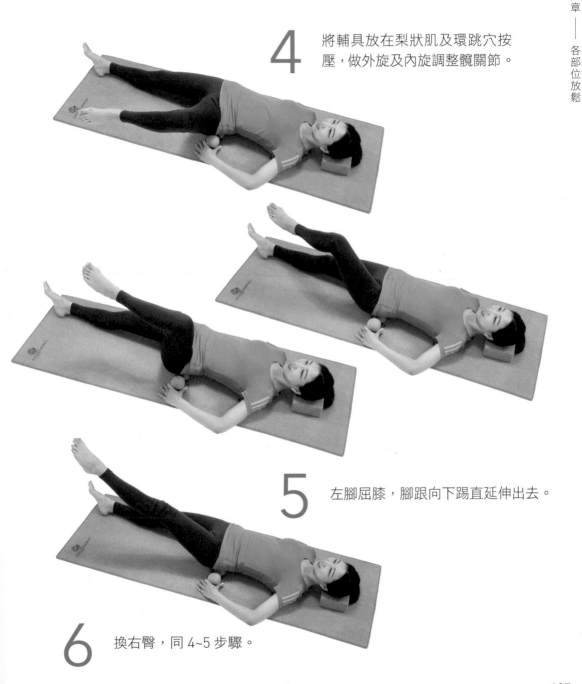

4 將輔具放在梨狀肌及環跳穴按壓,做外旋及內旋調整髖關節。

5 左腳屈膝,腳跟向下踢直延伸出去。

6 換右臀,同 4~5 步驟。

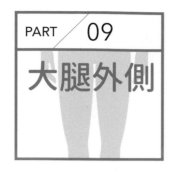

PART / 09

大腿外側

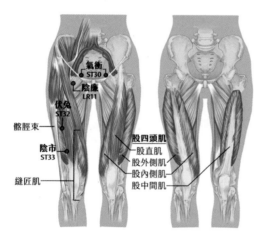

氣衝
ST30
陰廉
LR11
伏兔
ST32
髂脛束
陰市
ST33
縫匠肌
股四頭肌
股直肌
股外側肌
股內側肌
股中間肌

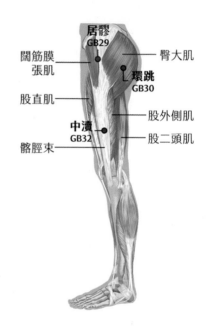

居髎
GB29
闊筋膜
張肌
臀大肌
環跳
GB30
股直肌
股外側肌
中瀆
GB32
股二頭肌
髂脛束

　　跑步運動時經常需要鍛鍊到大腿的耐力和爆發力,發現很多人股外側肌筋膜很緊繃且缺乏彈性,當練習瑜伽伸展動作時,反而使難度提高。在大腿前外側可摸及攣縮的筋腱結節,彈響髖又稱為闊筋膜緊張症,當屈伸髖關節時,或做內收內旋活動時,髂脛束後緣或臀大肌肌腱前緣,因反覆磨擦而發出的彈響聲,需加強按壓環跳穴及居髎穴。

　　足陽明胃經—伏兔穴:功能為強腰益腎、疏風活絡。主治腰胯痛、膝關節冷痛、伸膝無力、疝氣。

　　足少陽膽經—中瀆穴:功能為疏經絡、祛風寒。主治下肢麻木痿痹、腰胯痛、半身不遂。

:::: 放鬆淺層筋膜 ::::

按摩步驟

1 滾筒置於左大腿外側，左腿伸直滾壓膽經，利用腳伸曲操控。

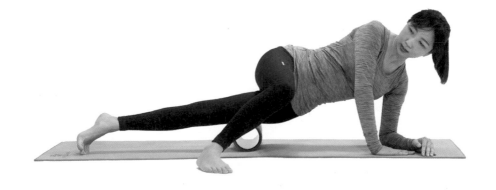

2 側臀在滾筒上，重心壓低，滾壓臀大肌，利用腳伸曲操控。

檢視

修復

活化

調整

3 運用右腳跨過左腳，轉移角度。

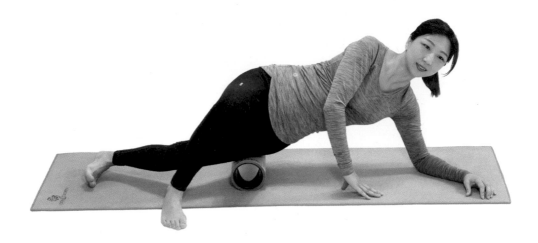

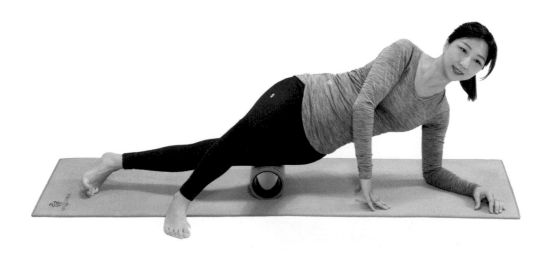

4 腿彎曲，腳掌側面推地，滾筒擴大
面積按壓撥筋，利用腳伸曲操控。

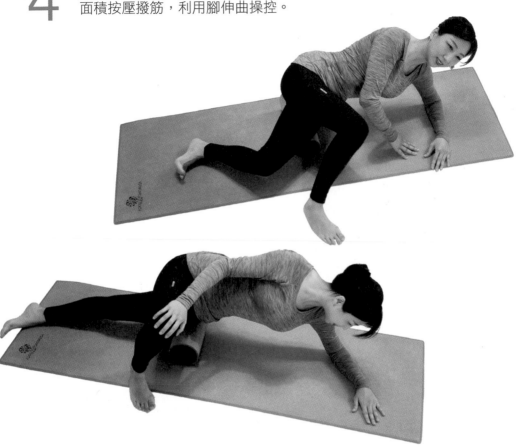

5 換右側，同 1~4 步驟。

TIPS

手撐地過久會不舒服者，可改為手肘撐地。

:::: 放鬆深層筋膜 ::::

按摩步驟

1 左大腿股外側肌平貼滾筒上，右腿壓在
左腿上，利用腳操控上下左右按壓。

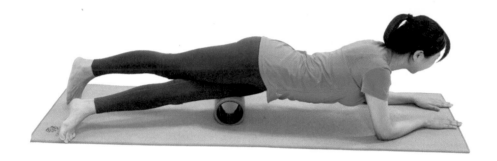

2 單腿平衡推壓，強
化核心鍛鍊。

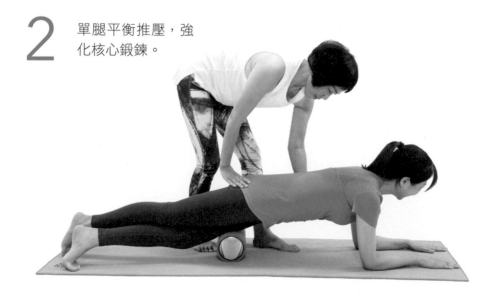

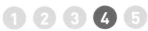
TIPS

注意腰部不可以過度往腹側前彎。

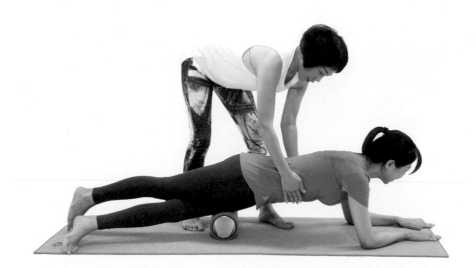

檢視

修復

活化

訓練

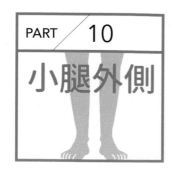

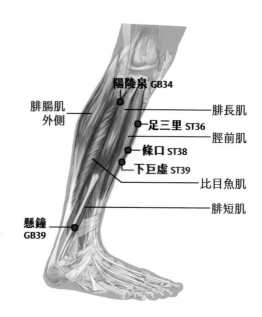

腓腸肌
外側

陽陵泉 GB34

腓長肌

足三里 ST36

脛前肌

條口 ST38

下巨虛 ST39

比目魚肌

腓短肌

懸鐘
GB39

　　當小腿外側的集中力不足時，常在練習單腳站姿平衡時，不易平衡身體。

　　當有明顯腳踝外翻受傷史或急性損傷，除足踝關節下方兩側的壓痛點外，再往小腿外側的筋傷或激痛點處，反覆舒筋通絡、理氣活血。

足少陽膽經——

　　陽陵泉穴：功能為疏肝利膽、泄熱利濕、舒筋活絡、通利關節。主治半身不遂、膝部腫痛、屈伸不利、口苦、癲癇、黃疸。

　　懸鐘穴：功能為祛風濕、利筋骨、清髓熱、瀉膽逆。主治中風半身不遂、頸項強痛、落枕、胸腹脹滿、脇痛、胃中熱、不欲食、肘髓病。

足陽明胃經——

　　豐隆穴：功能為和胃氣、化痰濁、清神氣。主治痰多、氣喘咳嗽、胸痛滿悶、頭暈頭痛、便祕。

按摩步驟

1 滾筒置於左小腿外側滾動，
雙手頂在腳掌和膝，右腿打
直伸展。

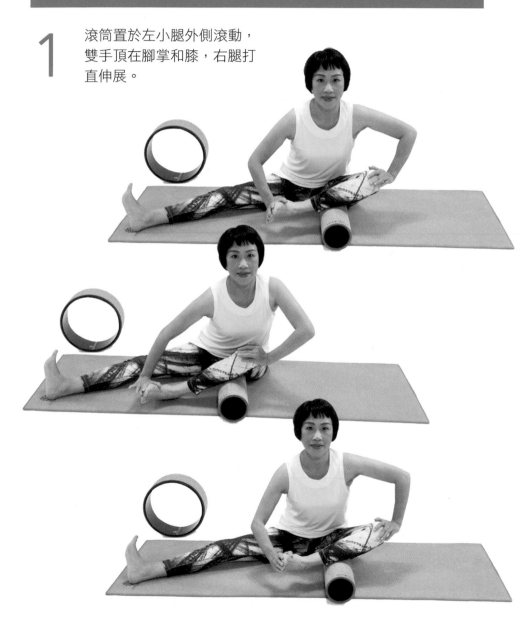

檢視

修復

活化

訓練

2 加強深度按壓，將脊椎延伸腹部內縮，
重心壓低。

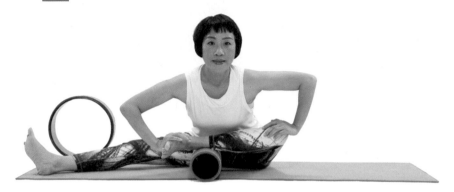

3 針對深層筋膜加強，可以換
花生形，加強按壓強度。

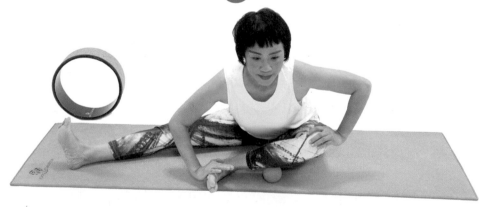

4 換右側，同 1~3 步驟。

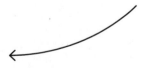

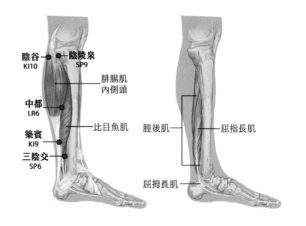

陰谷
KI10

陰陵泉
SP9

腓腸肌
內側頭

中都
LR6

比目魚肌

脛後肌

屈指長肌

築賓
KI9

三陰交
SP6

屈拇長肌

　　脛骨內側緣其肌肉較少，在按壓時多數很痛，可慢慢加壓或短時間停留。小腿肚及小腿內側緊繃，也就是夾脛症（或叫內側脛骨症候群）。有的人使用滾筒按摩小腿都無法放鬆，就嚴重度而言：疲勞性骨折→夾脛症→小腿內側緊繃。主要是脛後肌，再來是比目魚肌，需以球型單點加強一段時間才能放鬆深層肌群。

足太陰脾經——

　　三陰交穴：功能為主脾胃、助運化、通經絡、調氣血、益肝腎、平衝逆。主治：腹脹腸鳴、大便溏泄、遺尿、中風半身不遂、頭暈目眩、月經不調，高血壓，糖尿病，慢性腎炎。

　　陰陵泉穴：功能為健脾化濕、通利三焦。主治：腹脹、水腫、黃疸、膝痛、腹中冷痛、帶下、腰痛、下肢痛、陰部痛。

足少陰腎經——

　　大鐘穴：功能為調氣和血、益腎安神。主治：咳血、氣喘、嗜睡、痴呆，小便小利、胸脹腹滿、足跟腫痛、便祕、善驚、煩心。

　　築賓穴：功能為清心化痰。主治：癲狂、嘔吐涎沫、疝氣、脛內側痛、腓腸肌痙攣。

　　陰谷穴：功能為祛濕通溲、疏泄厥逆、滋腎清熱。主治：陽痿、膝痛。

足厥陰肝經——

　　中都穴：功能為疏肝理氣、消腫止痛。主治：腹痛、疝氣、崩漏、惡露不絕、小腿痹。

按摩步驟

1 滾筒置於左小腿內側滾動，
雙手置於身體兩側，右腿打
直伸展。

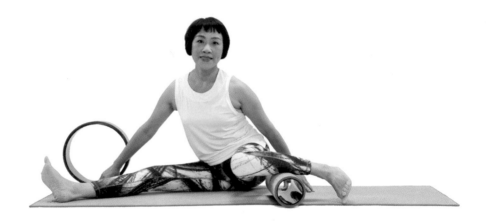

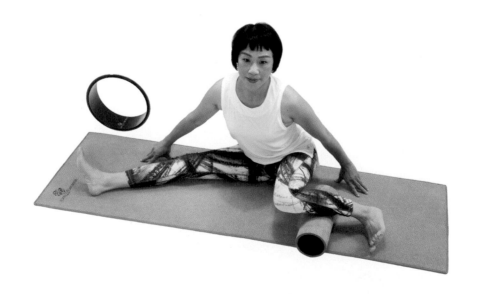

2 加強深度按壓，將滾筒停留
在靠近腳踝處，並腳掌回勾
往外微踢直。

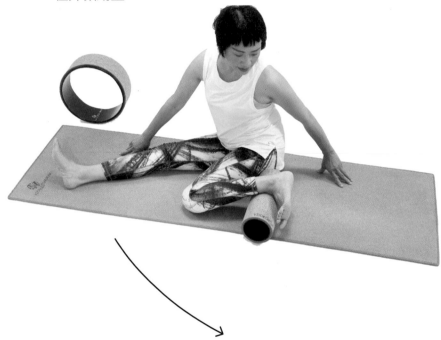

3 換右側，同 1~2 步驟。

TIPS

當髖關節過於緊繃者，髖屈肌角度拉大，以
減少骨盆過於傾斜。

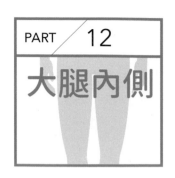

PART / 12

大腿內側

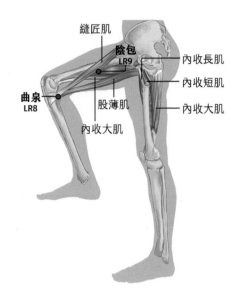

縫匠肌

陰包
LR9

內收長肌

內收短肌

曲泉
LR8

股薄肌

內收大肌

內收大肌

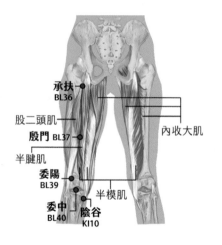

承扶
BL36

股二頭肌

內收大肌

殷門 BL37

半腱肌

委陽
BL39

半模肌

委中
BL40

陰谷
KI10

當劈腿動作過大或強力牽拉外展時，易引起股內收肌的急性損傷。當踢毽子動作使其反覆收縮，導致慢性勞損。尋找其有明顯壓痛反應時，以輕柔方式先進行按摩，角度不要過大，或可先以短時間接觸後，待肌筋膜適度放鬆後再拉長按壓時間。股內收肌群的主要功能是使髖關節內收及大腿外旋，兩足站立時，股內收肌群的主要作用是穩定骨盆。

足太陰脾經——

血海穴：功能為理血調經、散風祛濕。主治：月經不調、痛經、閉經、崩漏、蕁麻疹、濕疹、貧血。

足厥陰肝經——

陰包穴：功能為調經血、利濕熱。主治：月經不調、小便不利、腰痛引少腹。

陰廉穴：功能為通經脈、調營血。主治：月經不調、帶下、小腹痛、不孕、屈膝無力、股膝內廉痛。

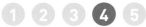
按摩步驟

1 滾筒置於左大腿內側，雙手的手肘撐地，肚子微收，右腿伸直腳尖點地，腳掌回勾，腳跟往外踢直。

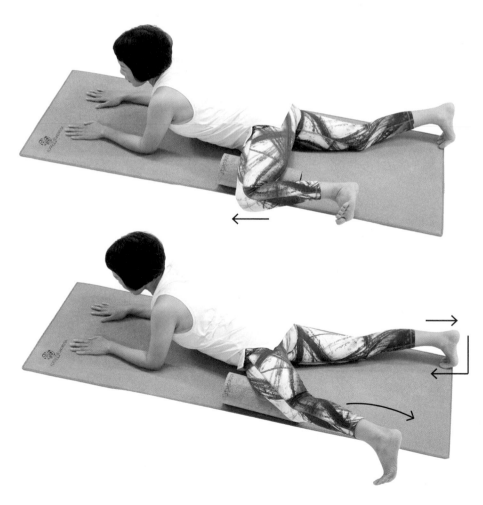

檢視

修復

活化

訓練

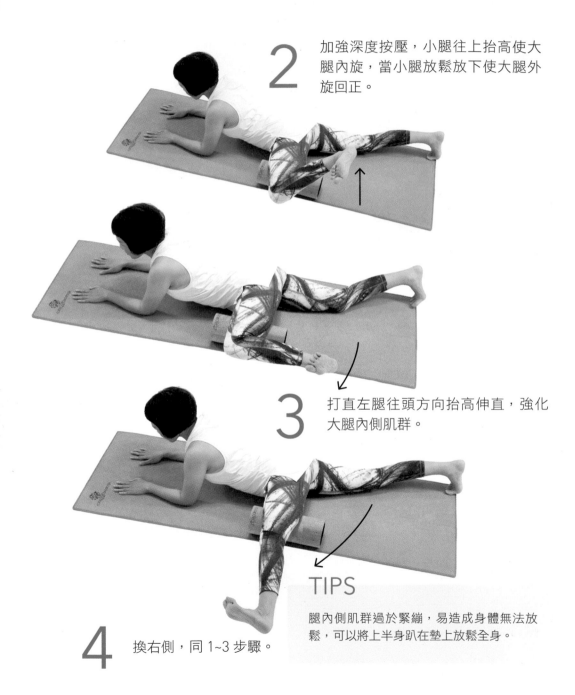

2　加強深度按壓，小腿往上抬高使大腿內旋，當小腿放鬆放下使大腿外旋回正。

3　打直左腿往頭方向抬高伸直，強化大腿內側肌群。

TIPS

腿內側肌群過於緊繃，易造成身體無法放鬆，可以將上半身趴在墊上放鬆全身。

4　換右側，同 1~3 步驟。

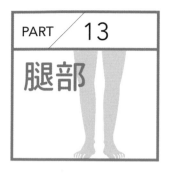

PART / 13

腿部

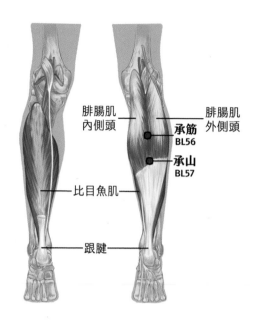

腓腸肌
內側頭

腓腸肌
外側頭

承筋
BL56

承山
BL57

比目魚肌

跟腱

✚ 小腿後側

　　無論是跑者,或需久站、長時間走動的人,若合併有扁平足又跑步,常會造成足部緩衝吸收力不足,就會造成深層小腿緊繃。小腿肌肉有深淺之分,最外層是腓腸肌,往內是比目魚肌,深層就是脛後肌、屈趾長肌。前面兩個肌肉較表淺,使用滾筒等器具伸展即可放鬆,但脛後肌就較困難了,需以球型單點加強一段時間,才能放鬆深層肌群。

足太陽膀胱經──

　　承山穴:功能為舒筋活絡、理腸療痔。主治:腰脊痛、轉筋、足跟痛、便祕、痔疾、腓腸肌痙攣、坐骨神經痛。

　　承筋穴:功能為舒筋通絡、調腸提肛。主治:腰背拘急、小腿痛、霍亂轉筋、便祕、痔瘡、腓腸肌痙攣。

檢
視

修
復

活
化

訓
練

按摩步驟

1 滾筒置於雙小腿後側放鬆來回滾動，或先按壓左小腿後側，右腳屈膝，雙手背後撐地平衡身體。

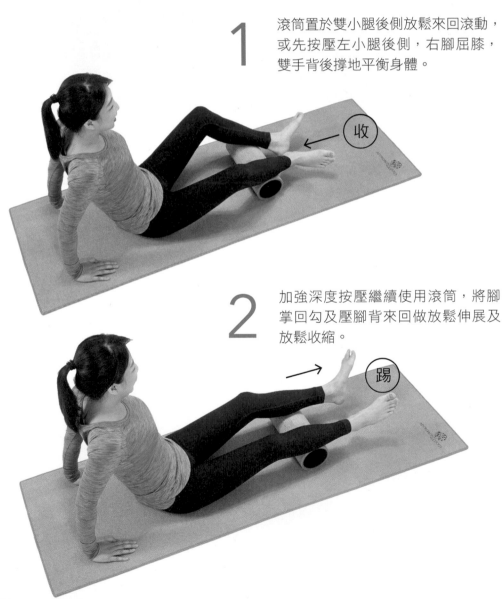

收

2 加強深度按壓繼續使用滾筒，將腳掌回勾及壓腳背來回做放鬆伸展及放鬆收縮。

踢

3 針對深層筋膜加強比目魚肌放鬆，可以換花生形或球型，加強按壓強度。

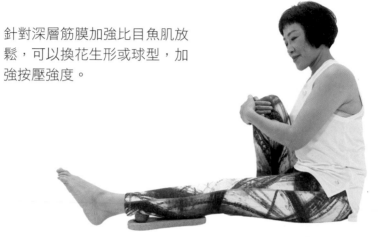

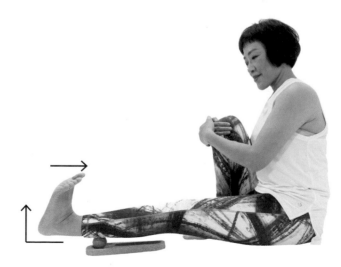

4 換右側，同 1~3 步驟。

✚ 大腿後側

股後側肌包括股二頭肌、半腱肌及半膜肌,均屬於雙關節肌。其活動功能為伸大腿和屈小腿的作用。常見於跑踏跳運動的剎那間,或急速而短距離衝刺時,股後側肌主動急劇收縮;或極度屈髖、伸膝,造成過度拉扯,均有可能引起損傷。應進行重點的推按撥揉,以促使其緩解痙攣,解除沾黏。

足太陽膀胱經——

委陽穴:功能為通經活絡、疏利三焦。主治:腰脊強背、腿足拘攣疼痛、胸滿、腋腫、痔疾、便祕。

委中穴:功能為舒筋通絡、涼血泄熱、利腰膝、止吐瀉。主治:腰脊強痛、中暑、熱病無汗、坐骨神經痛。

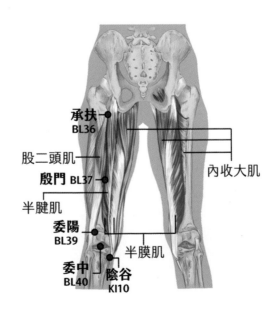

按摩步驟

1 滾筒或花生球置於左大腿後側,雙手在背後撐地,右腿屈膝踩地。

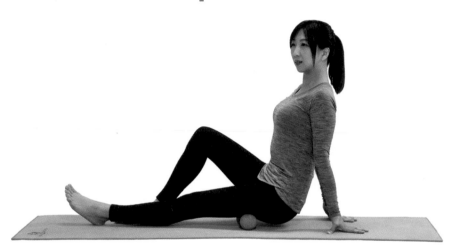

2 慢慢先按壓股二頭肌,再使左大腿內旋撥動股二頭肌再到半腱肌及半膜肌。

3 再慢慢使大腿外旋,從內側筋膜往外側筋膜按壓撥鬆腿後側筋膜。

4 換右側,同 1~3 步驟。

檢視

修復

活化

訓練

✛ 小腿前側

發現很多人首次放鬆脛前肌時會非常痛,並觀察到長期走路和跑步者或腿無力者,沒有適度放鬆脛前肌,造成髖膝屈曲小,容易因腳踢到地面而跌倒。脛骨筋膜炎有可能會導致應力性骨折,而加速過程的一個致命原因就是在跑步過程中,髖關節和膝關節的運動幅度(尤其是屈曲)不足。

足陽明胃經——

足三里穴:功能為健脾和胃、消積化滯、扶正培元、疏風化濕、通經活絡、調和氣血。主治:胃痛、嘔吐、腹脹、完穀不化、頭暈、水腫、膝脛痠痛、氣悸氣短、諸虛百損、足腕無力下垂。

條口穴(正常幹細胞的特定穴):功能為舒筋活絡止痛。主治:下肢痿痹、肩痛肩凝、足脛麻木腫痛、足底發熱。

下巨虛穴:功能為調理腸胃、疏絡通乳。主治:小腹痛、足跟痛、屈腕無力。

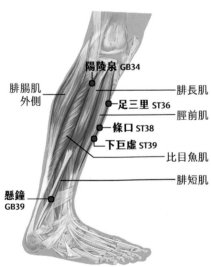

陽陵泉 GB34
腓腸肌外側
足三里 ST36
條口 ST38
下巨虛 ST39
懸鐘 GB39
腓長肌
脛前肌
比目魚肌
腓短肌

按摩步驟

1 滾筒置於雙腳腳踝前側放鬆後，坐在滾筒上停留。

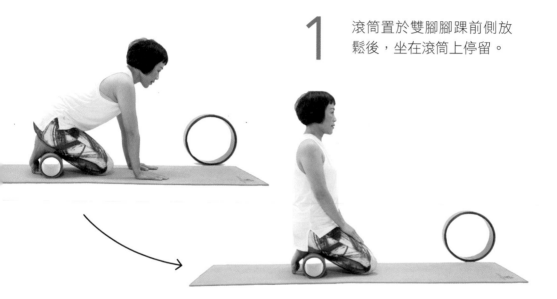

2 滾筒移至小腿前側，雙腳尖點地，雙手扶住滾筒穩住平衡，協助放鬆身體，以伸屈腳趾來回滾動按壓脛前肌。

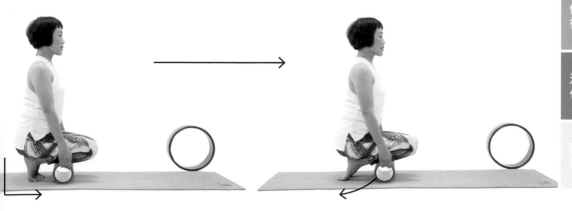

檢視

修復

活化

訓練

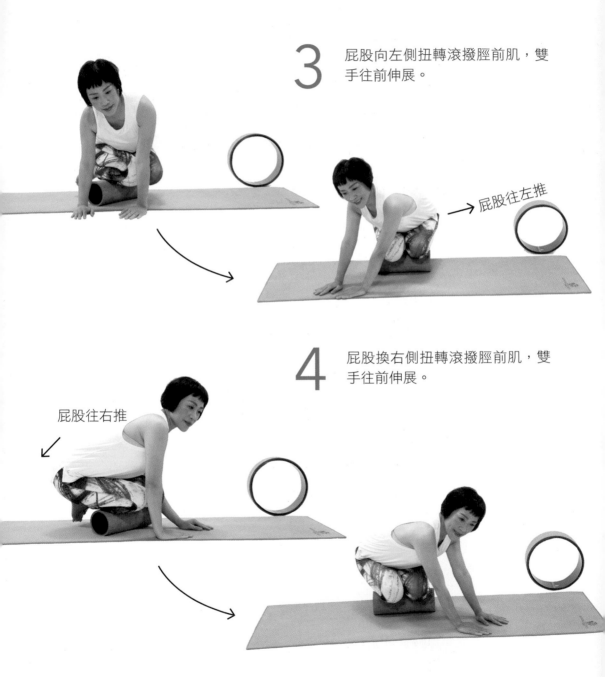

3 屁股向左側扭轉滾撥脛前肌，雙手往前伸展。

屁股往左推

4 屁股換右側扭轉滾撥脛前肌，雙手往前伸展。

屁股往右推

5 改換花生形點壓條口穴及足三里穴。

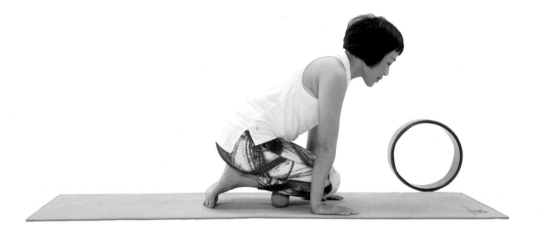

TIPS

當脛前肌過於緊繃者,則只做步驟 1~2 即可,待一個月後再慢慢進入步驟 3~4,
步驟 5 須視骨架關節情形判斷是否進行。

✛ 大腿前側

　　大腿前側為什麼會變粗呢？因素有二：「久坐」讓大腿前後肌肉放鬆狀態不一，造成常見的大腿前側突出的原因是「久坐」。如上班族、久病缺乏運動者等。維持坐姿會讓大腿後側的膕繩肌，與臀部肌肉處於放鬆狀；相反地大腿前側的肌肉卻是緊繃著，自然而然就會讓大腿前側肌肉漸漸發達、突出。

　　其二是深蹲、跑步，讓大腿前側的股四頭肌太發達了！訓練大腿前側的「股四頭肌」，若沒有搭配伸展運動，大腿就容易越練越粗壯！

足陽明胃經——

　　伏兔穴：功能為強腰益腎、疏風活絡。主治：腰胯痛、膝關節冷痛、伸膝無力、股前肌群萎縮麻痹。

　　陰市穴：功能為溫臀散寒、強腰通絡。主治：腰膝麻痹痠痛、股膝屈伸不利、伸膝無力。

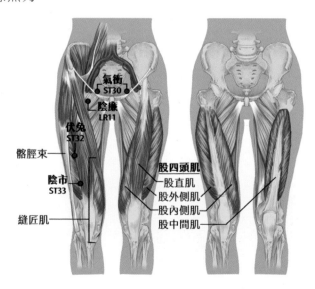

按摩步驟

1 雙手肘撐地，膝蓋踵地，滾筒置於
鼠蹊部放鬆恥骨肌，脊椎延伸拉長。

膝蓋放鬆

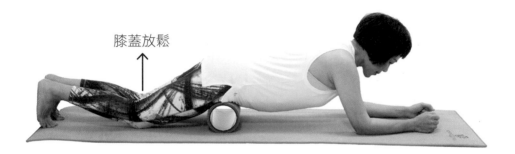

2 雙手肘撐地，膝蓋離地，滾筒繼續
停留在鼠蹊部加強深度放鬆，脊椎
延伸拉長。

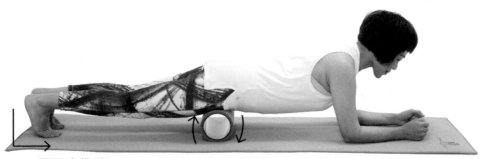

用腳尖推地

3

腳尖點地,腳掌屈伸,使滾筒滾壓
大腿前側放鬆筋膜。

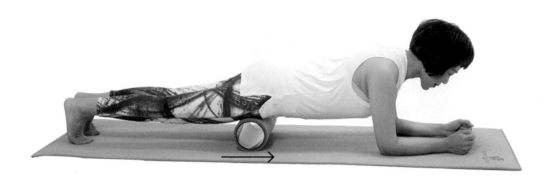

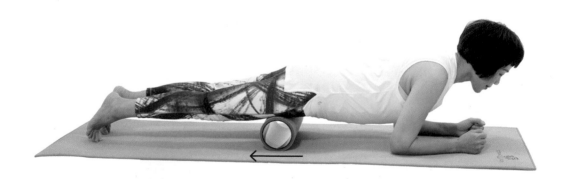

PART / 14

腳部

　　腳底的肌肉負責把血液打回心臟，腳底筋膜一旦緊張僵硬，就會讓全身血液循環變差。每天按摩腳部放鬆肌筋膜，可以提升血液循環，解決冰冷問題，還能加速廢物排出。只要老廢物質不堆積，營養可以均勻分佈到身體每個角落。

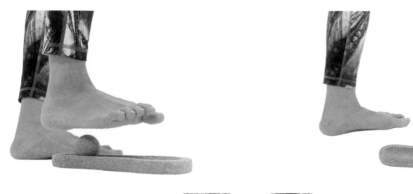

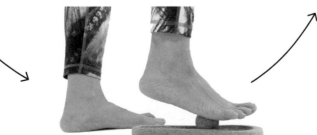

檢視

修復

活化

訓練

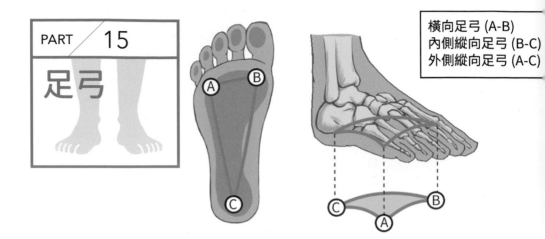

足弓（英語：Arch of the foot）由跗骨和蹠骨所形成，加上韌帶和肌腱強化其弓形結構，使其能以最小的足部重量，支撐站立時的全身體重。

足弓被分類為縱弓及橫弓，縱弓可分為內側縱弓和外側縱弓。功能以內側縱弓為主，其彈性可為軟組織創造空間，產生類似彈簧的作用，尤其是從腳跟延伸到腳趾的足底腱膜。彈性特質使軟組織以較長的時間接觸地面，並分散其反作用力，從而降低肌肉骨骼磨損或受傷的風險。

久坐不動或久站的人，有八成會產生隱形扁平足，多屬內側足弓塌陷造成，其成因有：先天韌帶鬆弛、附舟狀骨、體重過重、膝外翻、核心肌群無力、足部緊繃和退化等。無法吸收身體重量及地面的反作用力，因此會增加運動時重力對關節產生的衝擊。

足部按摩可以加強末稍循環和臟腑反射區，使之提升免疫力。尚需加以訓練足弓的彈性、核心力量及身體的正位，可將足弓踩在半圓球上，使足弓可充分吸收身體重量，將力量傳送到全身，進而訓練腿部和核心肌群。

按摩步驟（一）

1 先將半球固定放在地上，
約一個拳頭的距離。

2 將雙腳掌內側緣逐一放在半球上，
站姿山式。像山一樣牢固地站立不
動，這是一個基本的站立姿勢。

3 站姿訓練腳和身體的連結，大腿肌肉收
緊，膝蓋骨一條直線向上提，注意膝蓋
不要過度伸直，尾骨向下沉。

4 腳後跟向下踩，找到身體的重量均勻分布在雙腳
上，伸直脊柱，胸腔上提；肩外側（三角肌前側）
向後推，肩胛骨向下，雙手臂沿身體兩側伸直向
下，與髖部在一條直線，保持頸部、頭部伸直，
目視前方。

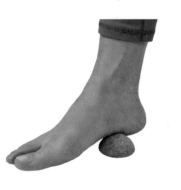
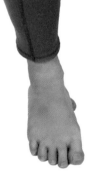
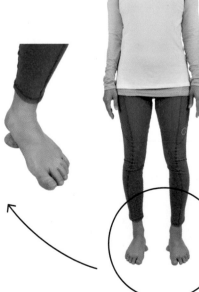

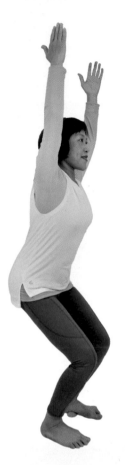

5 雙腿屈膝同時雙手慢慢向上舉起,成幻椅式體式。

TIPS

1 —— 目的是建立根基以及雙腿雙腳的力量,為根基穩固的基礎。

2 —— 站姿山式和幻椅式的呼吸,對於瑜伽初學者來說,在控制自己身體上有一些困難,所以,建議保持自然的呼吸。

3 —— 足部與腿部強而有力的支撐身體時,肋廓和肩胛帶的活動性增加,呼吸才能變得更加有力。

4 —— 注意幻椅式屈膝時,膝蓋不要超過大姆趾尖。訓練身體所有大肌肉群,包含背部、腹部、臀部與雙腿,同時藉由這個動作運用半球的阻力來協助增強核心訓練,並讓身體學習在中立位置中站得更穩。

5 —— 伸展活化跟腱、腳踝、髖關節、肩關節,強化核心、雙腿與手臂,矯正腿部的輕度缺陷。

6 —— 舒緩肩膀僵硬,改善體態,強化心肺功能。有益於消化和排泄系統。

7 —— 對懷孕婦女有益,孕婦可將雙腿再打開一些。

8 —— 五十肩患者保持手臂與肩等高或手插腰。

9 —— 幻椅式對於膝蓋、腳踝嚴重受傷者不宜。

按摩步驟（二）

1 先將半球固定放在地上，約一個拳頭或再小一點的距離。

2 將身體平躺在半球上，位置先放在肩胛骨內緣區或已發現的痠痛區，一開始可能不會有明顯的感覺，雙腿屈膝，讓身體完全放鬆貼在半球上。

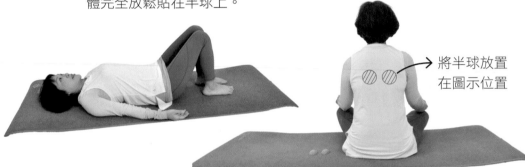

將半球放置在圖示位置

3 先輪流將左右腿抬起，試著讓背部去頂半球。須輕鬆抬起不要過於用力。

4 比較左右腿抬起時，感覺到哪一隻腿及背部筋膜較僵硬或痠痛感。

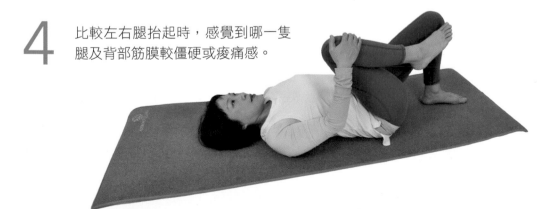

5 找到較僵硬或痠痛的腿，同手同腳往上抬高再往下放鬆，連續抬高和放下做 10 ～ 20 次。

6 回到步驟 4，覺察左右兩側的鬆緊度是否平均的比較。如果感覺左右不平均，回到步驟 5 繼續做僵硬的腿；如果感覺左右平均，即在動作伸展中將全身肌群和深背線筋膜達到左右平衡及韌柔度。

TIPS

1 —— 透過半球的穩定度和軟木特性，不過度刺激神經系統。過於刺激反而無法使神經系統達到真正的放鬆。

2 —— 訓練大腦和身體間的運作及察覺左右是否失衡的能力。

3 —— 建立全身神經系統的連結根基，以及雙腿雙腳的根基穩固。

4 —— 脊椎側彎或單側深層脊椎旁肌群過於僵硬沒彈性者，經過訓練後剛開始會出現肌肉痠痛現象。可先休息兩天後，須再繼續訓練，讓不良姿勢及習慣慢慢調整至中立位置。

5 —— 平躺動作上使身體左右平衡後，仍要起身再回到站姿的動作練習。如站姿山式和幻椅式。

6 —— 調節自律神經失調，改善尿失禁、泌尿系統及腰髖部的代謝及循環。

7 —— 適合體虛者的動作，並加強體虛者的活動性增加。

8 —— 活化脊神經，按摩臟器。

9 —— 髖部有問題或僵硬，腿不易抬高，改替代動作以單腿踩牆停留，維持一段時間，等僵化部位鬆開。

按摩步驟（三）

1 先將半球固定放在地上，約雙腿打開最大極限的距離。

2 從站姿山式開始，雙腿併攏準備。

3 兩臂與胸等高，彎曲雙肘，中指指尖輕觸於胸骨前，掌心朝下。

4 吸氣，雙腿打開，雙手往兩側平舉至肩膀高度，肩胛骨下沉，頸椎延伸，但避免胸椎過度伸張或腰椎前凸，保持骨盆中立，身體重量平分給雙腿。

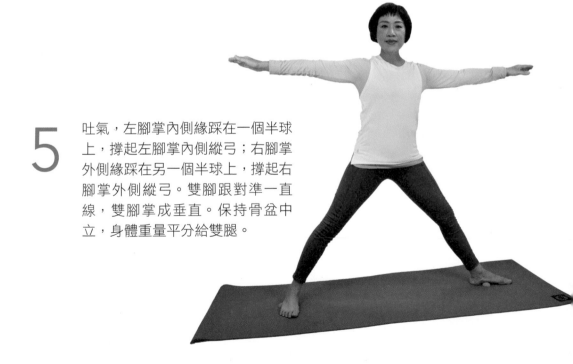

5 吐氣，左腳掌內側緣踩在一個半球上，撐起左腳掌內側縱弓；右腳掌外側緣踩在另一個半球上，撐起右腳掌外側縱弓。雙腳跟對準一直線，雙腳掌成垂直。保持骨盆中立，身體重量平分給雙腿。

6 吸氣並拉長身側，吐氣，向左側屈，左手去踫左腳踝，進階者將手掌貼平在左腳掌旁。軀幹與四肢在同一平面上、骨盆不往前後傾。左臂與肩膀成一線朝天伸展，視線看向上方右手。雙腿站穩，平衡身體兩側重量，停留，深呼吸。
恢復時，吸氣站起，回到步驟 2，換邊。頸部受傷者保持頸椎中立，看向前方即可。

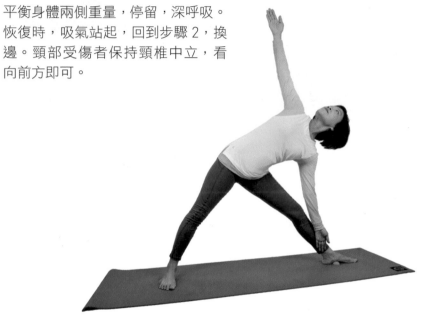

TIPS

1 —— 三角式乃因完成動作中身體形成數個三角形。本動作伸展拉長了身體側面及內收肌群，是平衡體位法。
2 —— 運用半球加強腿部力量，強化核心、腿及臀部肌肉。
3 —— 雕塑腰線。增加髖、肩膀和大腿內側柔軟度。
4 —— 改善髖關節和肩頸僵硬。
5 —— 伸展側腰，活化脊神經。
6 —— 伸展胸廓、肋間肌且有助呼吸系統。
7 —— 向左側屈時按摩脾臟，向右則按摩肝臟。
8 —— 孕婦避免過度收縮腹部，彎腰時應量力調整側屈角度。
9 —— 高血壓、心臟病患者，頭盡量不要低於心臟。
10 —— 體虛者，不要勉強將腿打開過大，彎腰時須量力調整側屈角度。

PART / 16

瑜伽輪

　　後彎體式可以增強背部肌肉力量，背部有力就可以很好的保護脊柱，因為後彎的練習能鍛練豎脊肌、髂腰肌，是確保脊柱穩定的重要肌肉。鍛練韌帶、改善駝背，在練習後彎時也可以鍛練後縱韌帶力量，前縱韌帶的柔韌性，打開胸腔並改善身體狀態。

　　運用輔具支撐並借力使力幫助打開身體的侷限，以利於肢體延展及呼吸順暢。對應到第一～七脈輪，刺激內分泌系統及腺體，使身體更健康。

檢視

活化

訓練

:::: 後彎動作 ::::

按摩步驟

1 先坐穩在滾輪上。

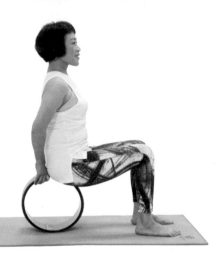

2 臀部慢慢地順著滾輪往下坐。

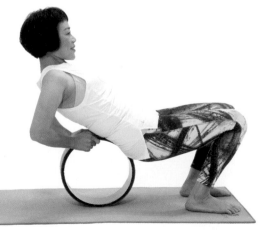

3 雙手撐地，讓腰部可貼穩在滾輪上。

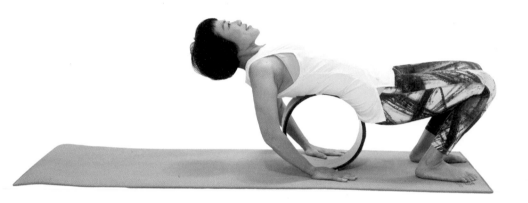

4 手離地，往上舉。

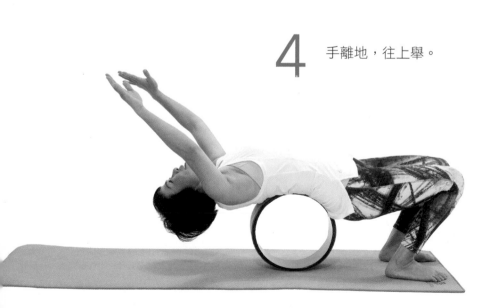

檢視

活化

訓練

5 雙手撐地，頭碰地。

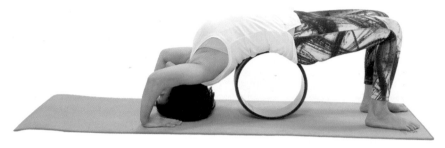

6 滾輪往胸部，讓臀部往下坐。

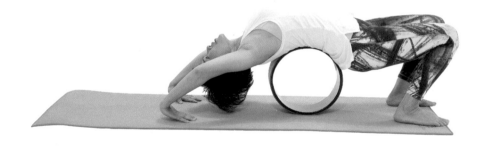

7 重心順著滾輪回到腳上，坐在地上。

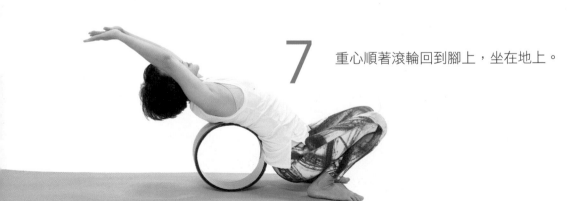

側線伸展動作

按摩步驟

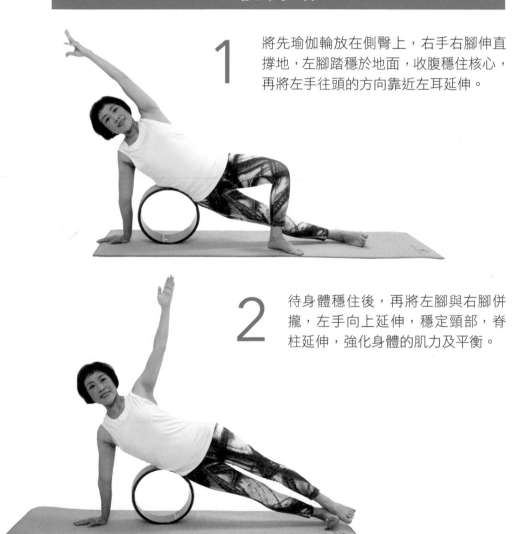

1 將先瑜伽輪放在側臀上，右手右腳伸直撐地，左腳踏穩於地面，收腹穩住核心，再將左手往頭的方向靠近左耳延伸。

2 待身體穩住後，再將左腳與右腳併攏，左手向上延伸，穩定頸部，脊柱延伸，強化身體的肌力及平衡。

平衡棒式核心鍛練

按摩步驟

1 將瑜伽輪放在腹部，雙手雙腳撐地，伸
直腳掌壓前腳背。

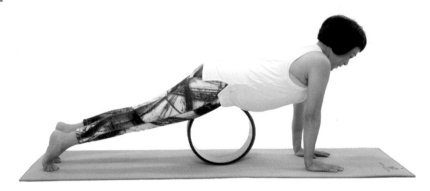

2 雙手往前推地，使腳掌彎屈，伸展小腿
後側。

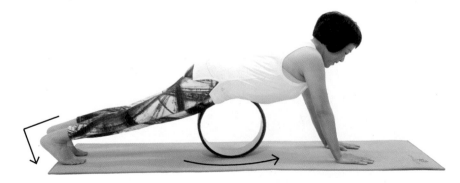

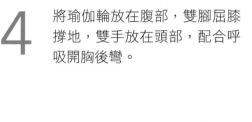

3 身體依步驟 1 和 2 來回，配合呼吸啟動大腿力量，讓身體形成平板如棒式，強化核心和身體平衡。

4 將瑜伽輪放在腹部，雙腳屈膝撐地，雙手放在頭部，配合呼吸開胸後彎。

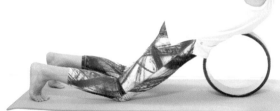

5 接續 4，穩住身體後，再將雙手往上延伸啟動後彎，配合呼吸強化背部肌群及核心平衡身體。

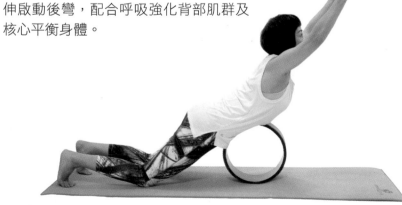

檢視

活化

訓練

TIPS

注意穩定核心動作及配合呼吸，慢慢順著滾輪移動，以利肢體延展及呼吸練習。

PART / 17

強化及
伸展動作

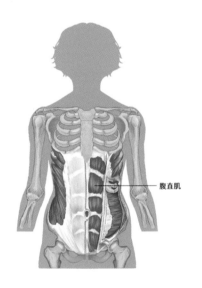

腹直肌

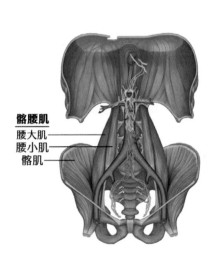

髂腰肌
腰大肌
腰小肌
髂肌

　　軟化筋膜沾黏後，透過強化動作，再次加強肌筋膜的張力和柔韌性，其強化的強度以中低度為佳。強度中度以上可加強心肺功能，並修飾體型；低強度利於身體舒適度，適合體虛及過勞者，並配合平緩的自然呼吸或內核心呼吸平衡全身，以提升免疫力及調整骨架與關節並修飾體型。均須以正位為基礎，身體和呼吸頻率要能結合，以慢動作為佳。若呼吸不順，動作上則需停留。

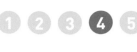

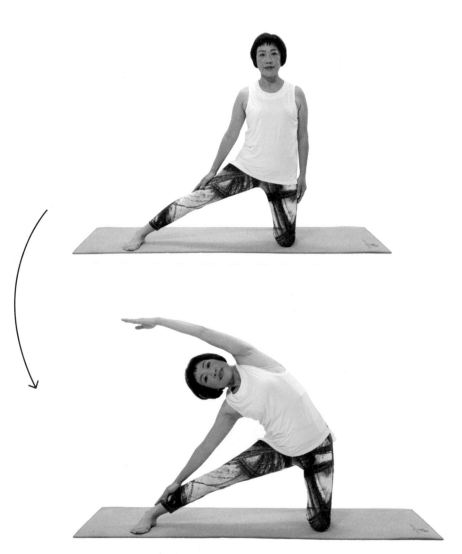

下肢按壓放鬆後，開髖側腰伸展動作。

檢視

活化

訓練

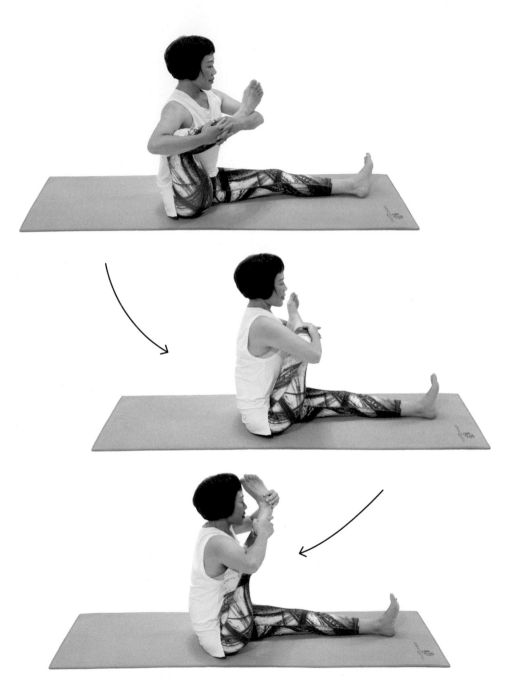

坐姿延展脊椎並抬腿伸展，可以按摩腹腔臟器，以及腎、髖、腿肌群。

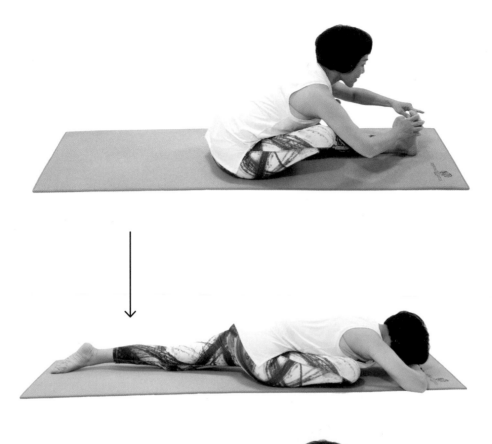

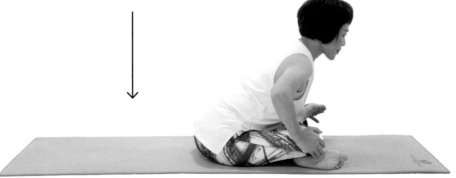

髖臀伸展加強柔軟，按壓腹腔臟器並加強循環。

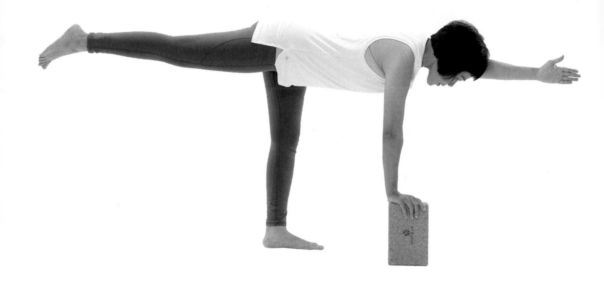

英雄三訓練單腳平衡，強化腿和髖部。

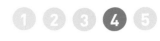

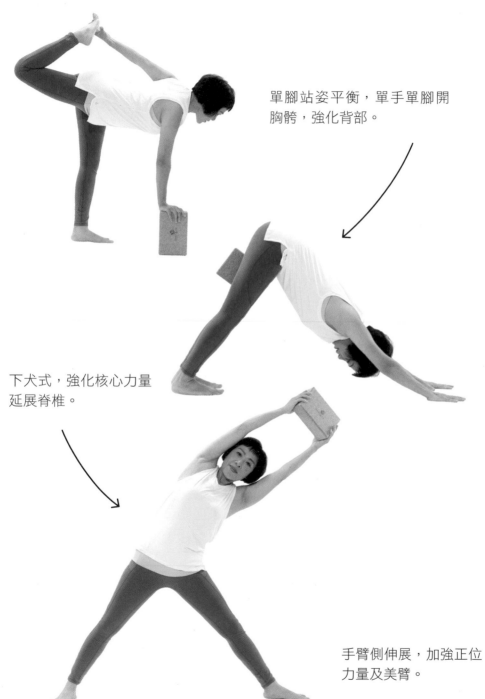

單腳站姿平衡,單手單腳開
胸骻,強化背部。

下犬式,強化核心力量
延展脊椎。

手臂側伸展,加強正位
力量及美臂。

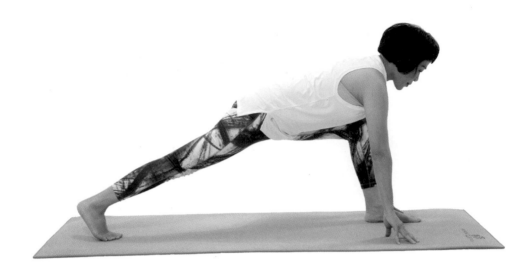

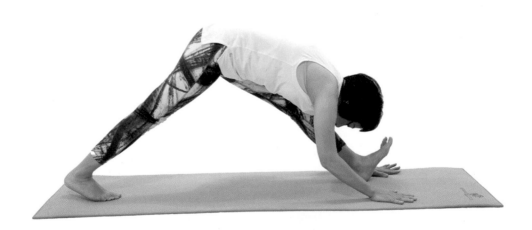

三角式，加強腿和背部的脊椎延展。

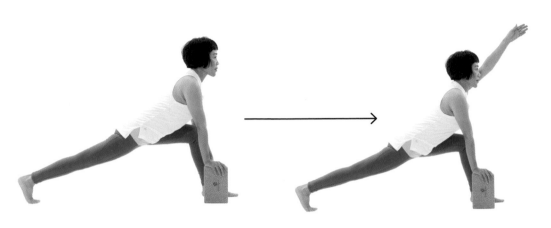

弓劍步，加強膕、膝、踝正位平衡，以
及脊椎延展和腿部訓練。

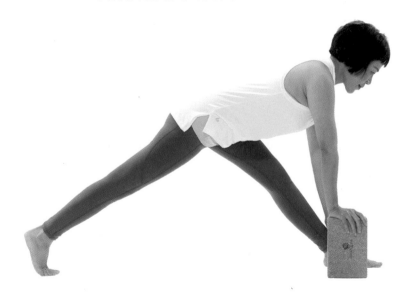

三角式，可延展脊椎，伸展腿部並加強身體平衡。

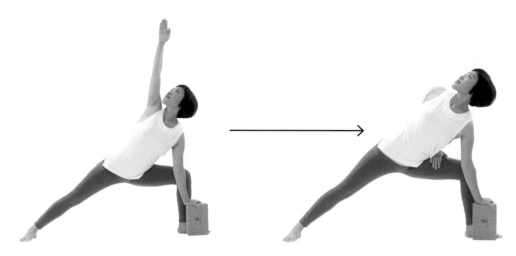

弓劍步，加強髖、膝、踝正位平衡，以及側伸延展和腿部訓練。

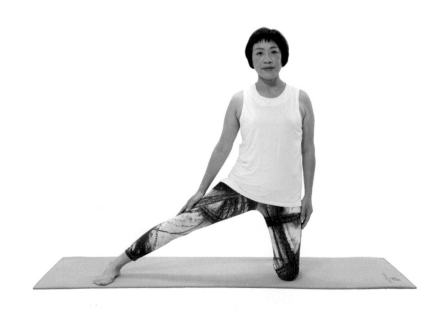

側身三角延伸式，加強延伸並扭轉軀幹。

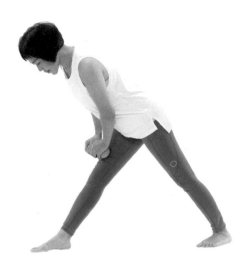

第四章 —— 各部位放鬆

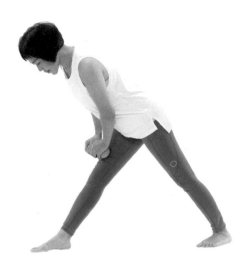

三角式,加強雙腿有力及延伸脊椎。

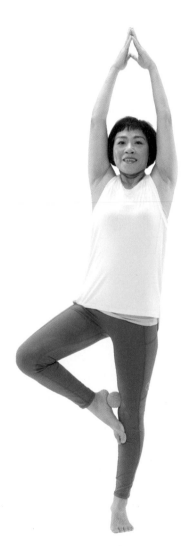

樹式,加強單腳站姿平衡。

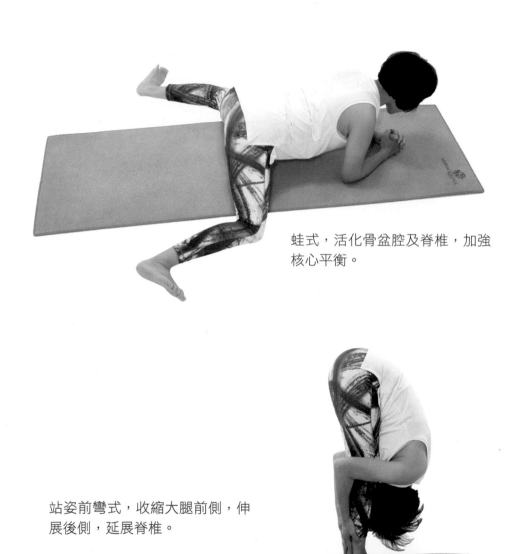

蛙式,活化骨盆腔及脊椎,加強
核心平衡。

站姿前彎式,收縮大腿前側,伸
展後側,延展脊椎。

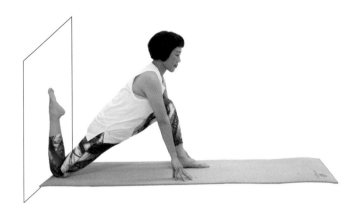
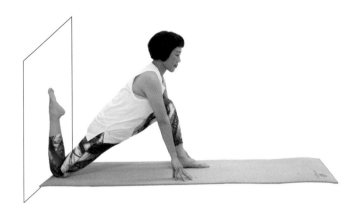

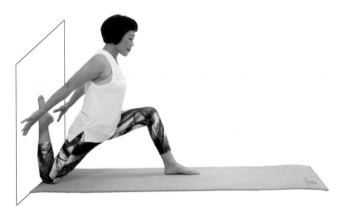

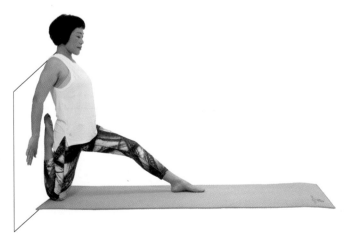

起步伸髖式，伸展股四
頭肌，加強淋巴循環。

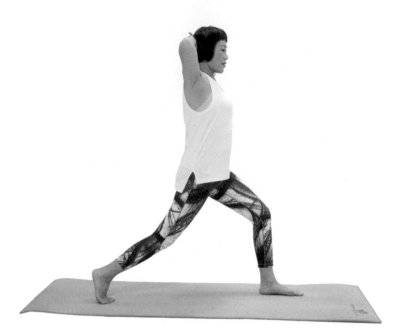

站姿弓劍式，訓練足弓及核心，強化背肌及身體平衡。

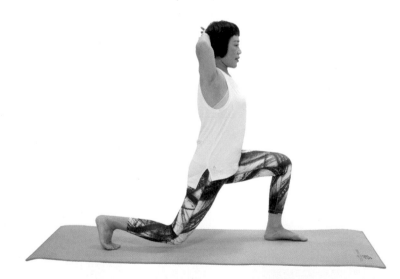

站姿弓劍式，訓練足弓及核心，強化美背和雙腿肌耐力。

CHAPTER

附錄——
修復瑜伽
見證人分享

1. 牽手之聲網路電台主持人—艾倫

　　第一次看到「修復瑜伽」讓我很好奇，所以就報名一探究竟。在知道負責教學的積善老師同時也是癌友，應該非常了解癌友在治療的過程中，可能出現的各種副作用及症狀，因此帶著一顆期待的心開始上課。

　　也因為積善老師豐富的學習歷程及教學經驗，所以在每次上課時，身體都會出現一些疼痛的反應，但在老師正確及耐心的引導下，疼痛都會得到緩解，身體就會放鬆，最後大家都會舒服地睡著。

　　雖然自己開刀及治療已經過了 12 個年頭，但治療所帶來身體上的問題卻無法 100% 的痊癒。透過積善老師為我們設計的整套課程 (每個星期 1 堂) 共 8 堂課，利用一些輔具及瑜伽體位，讓經絡、筋膜、肌肉、骨架與關節得到修復，再配合呼吸與伸展，使身體較深層的疼痛感可以降低一些，進而提高生活品質。

　　修復瑜伽除了可以幫助我們減輕壓力，進而達到清淨身心的效果；更能透過比較放鬆的體位及練習呼吸，改善急躁、憂鬱的身心，重新找回健康的身體。

　　真的很感謝全癌連提供這麼好的學習環境，也謝謝積善老師熱心的教導，讓我可以接觸從未學習過的瑜伽。雖然現在課程已經結束，但很期待下一次開課。因為積善老師的專業及耐心，讓我特別喜歡上修復瑜伽課。

2. 從病中找回自己的幸運兒

　　窗外的陽光灑落至橘綠相間的教室地板，伴著舒緩的樂音，姐妹們在積善老師的指導下，各個屈身斜臥，努力的和滾筒肌膚相親，如此美不勝收的畫面卻不時的發出啊～嗯～喔嘶～等，各式各樣的哀嚎聲，不知情者可能還以為這到底是哪門子的酷刑瑜伽？

　　「對！最痛的地方就是了，停在那，去感受…」瞎密？！老師竟然叫我們深入感受痛，這…太不人道了吧！但我我我…卻好喜歡！

　　其實這並不是自虐虐人的遊戲，每週一次跟著老師去重新認識覺察自己的身體，透過工具舒展筋膜，並配合深呼吸帶走疼痛，讓我有種被淨化的感覺。

　　過往因為生活中的種種壓力、挫折，讓我壓抑、急躁，並將這些情緒深埋在體內，久而久之成了慣性，以為自己是鐵金剛，殊不知早已麻木不仁。直到發病，才知道代誌大條了！

　　但也因如此，讓我能有機會重新審視自己，調整生命走向與信念，邁向第二次新生。

　　最慶幸的是能夠報到積善老師的秒殺課程，和姐妹們一同在疼痛中釋放生命的酸甜苦辣，一次比一次的深入感受身體的無上美好，讓身心邁向療癒之路。而且相信這條路，你我不孤單，最終我們都能證明這是上天賜予的恩典。

3. 4mula 有機保養品牌負責人

　　學習瑜伽的時間斷斷續續也有 5 年了，一開始只是單純的去運動，聽說瑜伽比較沒有運動傷害問題，也比較沒有場地、時間和道具的限制，相當適合工作時間不固定又零碎的我。

　　印象中瑜伽就是一堆奇妙難以理解的體位法結合，以前不了解時也覺得這才是正統，是我一直在追求的境界，也很受挫折，有很多體位法不是我過得去的，持續的硬練，多少出現了點問題。去年有緣接觸到「修復瑜伽」，瑜伽開始有了新的註解，我開始去感覺身體的感受，順著這個身體傳遞出來的訊息，採用最適合的方式去對待它，進而懂得「貼心」是怎麼一回事，開始感覺自己的感覺。這些有趣的發現進展，讓我身心都能自在寬慰，積善老師常說的：「自己就是自己療癒大師」，我才恍然明白。很慶幸自己有這個緣份可以結識積善老師，合十感謝。

4. 依然站在瑜伽墊上，與每日的自己相遇——曉琪

前前後後接觸瑜伽有 20 幾年了，回想過去，在瑜伽墊上像是拼命三郎，一副想要征服世界的態勢。對於自己的身體，也總覺得有把握。但是就在 5 年前，經歷了身體最大的警示。

在乳癌三期，開刀、化療、放療的全餐治療後。開始不斷的思索，自己對待身體的方式。原來一直以來，在瑜伽墊上拼盡了全力，只是為了把動作完成到位，卻忽略了身體要傳達的訊息。到底折腰後彎的弧度比較重要？還是透過後彎，讓身體告訴妳那個部位沾黏無法伸展，對身體來得重要呢？

這個時候，很幸運碰到了積善老師！老師教我們用肌筋膜疏通的方式，緩解了開刀處的沾黏問題，以及因為化療，全身經過化療藥物肆虐，氣血循環滯礙的困頓。

這兩年來，經過老師無私且細心的教導，身體彷彿慢慢從五里霧中喚醒過來。我漸漸的可以感受到身體，最難能可貴的是，現在的我懂得重視身體要傳達的訊息，認真的回到內在，與身體對談。

只有當我們失去的時候，才知道自己曾經擁有。很珍惜失而復得的健康！期待讀者可以不用經歷這樣辛苦的過程，就明瞭正確對待身體的道路。或者你也曾像我一樣，失去健康。不要氣餒，只要找對方法、找對老師，開始跟身體作深度的對談。等到有一天，身體開始能夠接受意念召喚後，瑜伽動作的完成式，就會在瑜伽墊上等著你！

5. 電子業管理職／雙語教育管理職退休─林小姐

身體不時被腦袋佔據，身不由己，必須「用力」往前衝，直到想放鬆或睡覺，才發現人不安穩，常常累了卻睡不著。

來到修復瑜伽，第一次接觸軟木滾輪和球，躺在上面滾沒多久，腦袋鬆了、念頭少了，就交給滾輪來按摩。凡是滾過的部位，都會產生對應的感覺，開始時痠麻軟疼都有，遇到很痛的地方，往往是舊傷或堵塞，就讓自己在痛點上輕緩移動，或者乾脆不動讓它休息。兩三次下來，身體開始放鬆、肌肉變軟、呼吸也緩和下來。有時按壓後的舒服，似乎可以直接睡著，總之上完課後人輕鬆多了。

面對身上的舊傷和勞損，過去不得不找人馬兩下。現在透過老師一次次的帶領，慢慢認識自己此刻的身體，從筋膜處修復起來。上到第三堂課，突然覺得眼前人生亮起來，因為舊傷有解，不必扛著肩膀做事。當肌肉放鬆，神經也跟著放鬆。

嘗試著幫年邁的父母按摩，之前是徒手或使用工具，雖然有效，只是越來越吃力，事後往往累了，也沒體力照顧自己。後來，我開始使用小小筋膜球來按，發現母親會打呵欠了，代表她的肌肉和緊繃有放鬆。經年來不良於行的她，在筋膜球的照撫下，腰腿僵硬的筋慢慢鬆開，肌肉也逐漸回復彈性。幸運的是，用這種方式照顧父母，按摩後還能回來照顧自己，讓身心再次放鬆。

這堂修復瑜伽提供另一種方式，不需用力就能休息，讓常被打壓的副交感神經得到平反。其中奧秘，只有親身走過才知道！

6. 補教業兼職兒童美語老師

記得大約一年前開始加入修復瑜伽課程，有別於一般瑜伽筋膜放鬆課程，這是專為癌友姊妹開設的課程。因為老師也曾經是癌友，因此對於我們的身體狀況更能感同身受及切合每個人的需要，所以我們很快就建立對彼此的信任，進入放鬆快樂學習的狀態了。

有時上課前覺得身體有些緊繃或痠痛，因為我們都有共同的生病經歷，更能敞開心胸說出自己開刀後筋膜較緊繃或不舒服的部位，加上老師有耐心又溫暖的療癒系教學方式，讓我們上完課後身心舒暢，每次都有不同的收穫及學習。

跟著老師學習這段期間常覺得自己很幸福及幸運，因為小班制的教學，所以老師可以根據每個人的身體狀況給予不同的調整及建議，最棒的部分是每當身體不舒服時，能快速的覺察到及適時的調整，例如：使用電腦及手機後造成肩頸痠痛或手腕不舒服，在家時即可使用按摩球或瑜伽體位法得到舒緩；爬山過後小腿痠痛也可用滾筒按摩放鬆，經過老師的教導，讓我們更了解自己當下的身體狀態該如何放鬆及調整，及如何使用不同的輔具如瑜伽磚、按摩球、滾筒等，幫助我們放鬆身體的激痛點或痠痛部位，筋膜放鬆後再做瑜伽的體位法較容易及更到位，這些學習經驗是一般團體班學習不到的，感謝老師的教導讓我們身體越來越健康！期待未來繼續往正位及正念瑜伽的路邁進！

後記

為何要選用軟木？

自從發現平躺或側躺在軟木瑜伽磚上的舒適感後，便也開始放在開刀傷口處、前胸、後背和手，比起以往用自己的手指去撥鬆緊繃及沾黏的筋膜，不但因借力使力而更輕鬆，更能達到深層放鬆、舒緩痠痛的效果。

常有朋友推薦網球、高爾夫球、水管、木棒等各種材料的輔具，經過接觸後，所呈現反應各有所不同，相較於軟木材質的輔具，其所回饋身體的效果，軟木材質是值得細細品味。當放鬆躺壓到深淺層筋膜系統，或是緻密的纖維收縮組織，其施壓的力度，經過神經反應會引發鬆弛或是更緊繃的變化，可以說是生理反應，亦是心理反應。掌握其中的方法不能過於操之過急，否則感受不到筋膜與筋膜間真正的玄妙之處。

長期下來，我選擇減少用手關節、手臂和肩膀來撥筋或舒鬆筋膜，較多時間是使用軟木輔具來按摩，如此使我的身體柔軟度更加提升也更有力氣。我相信在皮膚底下形成之可分離的結締組織聚合物，需要溫柔的對待，才得以達到真正舒壓，這便是軟木輔具帶來的效果。它是安全的，可以放心的停、看、聽。

停，停下來觀察自己身體；看，看著內在和外在身體變化；聽，多

聽自己內在的心聲。當我們靜下心來，以雙手或軟木都可以傾聽到筋膜的脈動，軟組織的律動與變化，自然流動於全身的氣脈，你若想要領悟筋膜中的奧祕，更應該要親身去體驗。

身體的氣脈不通、氣血不通暢，不論是否有疾病，常會伴隨著身體不舒服、活力不足和失眠等問題，負面情緒自然而然伴隨而來。在某次乳癌病友協會擔任諮詢服務專線的志工時，發現到很多癌友不易轉念，於是自告奮勇地將自身修復並療癒的經驗分享給癌友，屬於我的生命旅程和禮讚。

一位癌友的分享

六月參加修復瑜伽課程至今，遇到了很多同病相憐的姐妹，每週的一次聚會，分享病後的體驗感悟與醫療資訊，讓我感到安心有依靠，雖相識不久，但卻讓我極有歸屬感。

即使我知道，這樣週週歡聚的時刻將隨著我重返職場後停息，但我深信能加入此團體，是我的靈魂驅動尋覓所致。因為，若不是如此，怎能因緣巧合報上乳癌協會主辦的秒殺課程，又如何發現，上課的同學有一位竟是好同事的朋友，而另一位是朋友任教學生的家長。世界這麼大，為什麼我們能有這麼奇妙的連結呢？

所以，這讓我了解我們不只是同病相憐，更是同病相「連」。上天以這美好的緣份，讓我們在愛中連結，使我明白世間萬物都是彼此相連的，我即是我們。只要我們把心打開，不再封閉，我們不需走向世界，世界自然會迎向我們！為此我感謝這冥冥中的力量，推動我不斷朝向更

大的我的覺醒之路邁進。

療癒可以從心靈開始，但也必須從身體下手

療癒這兩個字，指的不是療效，是身體本來具有的自我恢復與自我修護的機制。從被告知有病、該吃藥、該手術、該治療，到必須被鼓勵、被安撫、被提醒「你沒病，你很好，你只是心靈有點缺口，補上就好」，這是多麼重大的蛻變與領悟。

當能使身體慢慢恢復活力和柔軟，不再是僵硬如枯木，像活水般動靜皆適。我們自然會知道，身體的問題緣起於壓力，而這壓力可能來自生活的困境，過去的創傷記憶、遺傳，無始以來的細胞記憶，在在都是侵擾身心的要素。但人有自我療癒的能力，就如同電腦、手機系統一般，只要重新開機，不再將垃圾堆疊，就能讓生命重回健康的光彩。

而這必須從「身—心—靈」三個面向著手。解剖系統的「身」，便能感覺開心、放鬆、豁達、健康、睡得好、氣色好；此時入經絡系統「心」，會發現更是心底的開心，練著練著不痛了，也睡得更好，健康有了，對身體的覺知會帶到生活中，向外尋找生命的答案成了生活習慣；最後走入腦核、脊髓液和神經系統的「靈」，就會談到能量、磁場、脈輪，才發現無需向外尋找，圓滿一直就在內心，只有保持不停的練習，我們才有可能找到自己的真正寶藏。

讓我們的心往內看，找到自己的傷，面對餘毒之摧殘，清創、風乾

並灑上靈性之藥，療癒這看不見的迷惘。喚醒自己的潛意識記憶，找回自己原始的能量，你會發現原來你是如此堅強。從黃帝內經的五行平衡，從瑜伽的七輪順暢。藉光影、藉色彩、藉音律、藉冥想、藉禪定、藉宇宙、藉過去無始以來的自己，療癒現在的自我。

　　看著學員們舒解痠痛後，各種困境漸漸遠離，療癒了自己，充滿了正氣，充滿了正能量，充滿了愛之光，於是重建了生命體，不但找到自己，療癒了自己，更能協助他人，成為善美的使者，讓此生的功課更功德圓滿。那正能量像水般，流入我的心中，就讓愛的波流，繼續延續下去。

參考書目

1. 靈芝菌絲 2000 潘念宗醫師 著
2. 石棉（致病致癌元兇）與順勢療法之探討（石棉在台北的研究 2015) 潘念宗醫師 著
3. 潘一針 SAYFONE PHOUNSAVAN M.D Ph. D. Dsc. F.I.C.A.E. 潘念宗醫師 著
4. 潘念宗醫師防癌養生自然療法 2018 年 7 月心得報告 潘念宗醫師 著
5. 推拿按摩治療常見病 李鴻江編著 知音出版社
6. 迷走神經的自我檢測與治療 Stanley Rosenberg 著 李宇美 譯 一中心官網
7. 神奇的內核心呼吸 陳慕純 吳妍瑩 著 聯合文學
8. Netter 氏骨科精密解剖學 Jon C. Thompson, MD 原著 楊榮森編譯 合記圖書
9. Gray's 基礎解剖學 Richard L. Drake、A. Wayne Vogl、Adam W. M. Mitchell 原著王需審閱 王需 陳建行 陳詩芸 楊佩家翻譯 台灣愛思唯爾
10. 解剖列車 ANATOMY TRAINS Thomsa W. Myers 原著 王朝慶、蔡忠憲、邱熙亭、王偉全 譯 台灣愛思唯爾
11. 實用筋膜操作指引陳韋苹、謝妮芸、楊宛青、蔡維鴻 譯 台灣愛思唯爾
12. 太極黃金分割 四季十二時辰養生法 吳奇 著 商周出版
13. 人體經穴地圖 王曉明 著 陳韻如 譯 楓書坊
14. 筋典：中國醫學的「循筋治病」VS, 諾貝爾獎的「死亡之吻」 黃必文 著 信實文化
15. 基礎臨床按摩治療學 - 整合解剖與治療 James H. Clay & David M. Pounds 著 易利圖書
16. 肌筋膜 - 徒手按摩解剖書 Josep Marmol Esparcia & Arturo Jacomet Carrasco 著 李家蘭 譯 采實文化
17. 療癒密碼 - 探萬病之源，見證遍布五大洲的自癒療法 亞歷山大.洛伊德 & 班.強生 著 張琇雲 譯 方智出版
18. 追尋失落的漢醫 郭育誠 著 布克文化
19. 痠痛完治 - 認識痛、緩解痛、消除痛 許宏志醫師著 遠流文化

approach 軟木按摩輔具訂購單

請勾選	品　項
	筋膜放鬆三件組(球組+花生球+滾棒)~~$2,600~~$2,000
	按摩球組 65mm+50mm)~~$800~~$640
	花生球~~$1,000~~$800
	滾棒~~$800~~$640
	足部按摩器~~$1,300~~$1,000
	軟木滾筒~~$1,600~~$1,200
	瑜伽磚 3x5x9inch~~$650~~$500
	瑜伽磚 3x6x9inch~~$800~~$600
	足弓穩定器半圓球組~~$400~~$200

★以上產品優惠價格僅限本書讀者，每人每項產品各限購一份，數量有限，售完為止。

金額小計 NTD$　　　　元

訂購資料					
姓名	□小姐□先生	手機		電話	
收件地址	□住家 □公司 □□□				
Ｅｍａｉｌ					
發票資料	□二聯 □三聯 發票抬頭：			統一編號：	

匯款帳號	中國信託銀行 汐止分行 (銀行代號:822) 帳號：783-54016628-4 戶名：橙實文化有限公司

填寫好請傳真或拍照 E-MAIL 至橙實文化有限公司

電話(03)381-1618、傳真(03)381-1620 、MAIL:orangestylish@gmail.com

筋膜修復瑜伽

─舒緩全身痠痛、達到身心平衡的軟木按摩法

【作者】

資深瑜伽老師 陳積善
軟木筋膜放鬆運動發起人 黃瑞欣

── 出版發行 ──

橙實文化有限公司 CHENG SHI Publishing Co., Ltd
粉絲團 https://www.facebook.com/OrangeStylish/
MAIL: orangestylish@gmail.com

作 者	陳積善 黃瑞欣	
插 畫	章芷寧	
動作示範	陳積善 袁證雅	
總 編 輯	于筱芬	CAROL YU, Editor-in-Chief
副總編輯	謝穎昇	EASON HSIEH, Deputy Editor-in-Chief
業務經理	陳順龍	SHUNLONG CHEN, Sales Manager
美術設計	楊雅屏	Yang Yaping

製版／印刷／裝訂 皇甫彩藝印刷股份有限公司

贊助廠商

── 編輯中心 ──

ADD／桃園市大園區領航北路四段382-5號2樓
2F., No.382-5, Sec. 4, Linghang N. Rd., Dayuan Dist., Taoyuan City 337, Taiwan (R.O.C.)
TEL／（886）3-381-1618 FAX／（886）3-381-1620
MAIL: orangestylish@gmail.com
粉絲團https://www.facebook.com/OrangeStylish/

── 全球總經銷 ──

聯合發行股份有限公司
ADD／新北市新店區寶橋路235巷弄6弄6號2樓
TEL／（886）2-2917-8022 FAX／（886）2-2915-8614
初版日期 2021年2月

請貼郵票

橙實文化有限公司
CHENG -SHI Publishing Co., Ltd

33743 桃園市大園區領航北路四段 382-5 號 2 樓
讀者服務專線：（03）381-1618

筋膜修復瑜伽

舒緩全身痠痛、達到身心平衡
的**軟木按摩法**

資深瑜伽老師 陳積善
軟木筋膜放鬆運動發起人 黃瑞欣

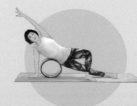
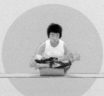
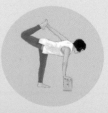

Orange Health 系列 讀 者 回 函

書系：Orange Health 14
書名：筋膜修復瑜伽—— 舒緩全身痠痛、達到身心平衡的軟木按摩法

讀者資料（讀者資料僅供出版社建檔及寄送書訊使用）

- 姓名：＿＿＿＿＿＿＿＿＿＿＿＿＿
- 性別：□男　　□女
- 出生：民國 ＿＿＿＿ 年 ＿＿＿＿ 月 ＿＿＿＿ 日
- 學歷：□大學以上　□大學　□專科　□高中（職）　□國中　□國小
- 電話：＿＿＿＿＿＿＿＿＿＿＿＿＿＿
- 地址：＿＿＿＿＿＿＿＿＿＿＿＿＿＿＿＿＿＿
- E-mail：＿＿＿＿＿＿＿＿＿＿＿＿＿＿＿＿＿
- 您購買本書的方式：□博客來 □金石堂（含金石堂網路書店）□誠品
  □其他＿＿＿＿＿＿＿＿＿＿＿＿＿＿＿（請填寫書店名稱）
- 您對本書有哪些建議？＿＿＿＿＿＿＿＿＿＿＿＿＿＿＿＿
- 您希望看到哪些部落客或名人出書？＿＿＿＿＿＿＿＿＿＿＿
- 您希望看到哪些題材的書籍？＿＿＿＿＿＿＿＿＿＿＿＿＿＿
- 為保障個資法，您的電子信箱是否願意收到橙實文化出版資訊及抽獎資訊？
  □願意　　□不願意

買書抽好禮

1. **活動日期**：即日起至2021年4月20日
2. **中獎公布**：2021年4月30日於橙實文化 FB 粉絲團公告中獎名單，請中獎人主動私訊收件資料，若資料有誤則視同放棄。
3. **抽獎資格**：購買本書並填妥讀者回函，郵寄到公司；或拍照 MAIL 到信箱。
4. **注意事項**：中獎者必須自付運費，詳細抽獎注意事項公布於橙實文化 FB 粉絲團，橙實文化保留更動此次活動內容的權限。

橙實文化 FB 粉絲團
https://www.facebook.com/OrangeStylish/

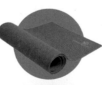

approach yoga
心之境 -
天然軟木瑜珈墊
市價3000元
限量 **3** 份

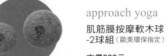

approach yoga
肌筋膜按摩軟木球
-2球組（歐美環保指定）
市價800元
限量 **6** 份

approach yoga
葡萄牙軟木瑜珈磚（1入）
市價650元
限量 **8** 份

（以上贈品數量有限，款式隨機出貨）